소화기학의 연대별 역사

(Dates in Gastroenterology)

소화기학의 연대별 역사
(Dates in Gastroenterology)

인 쇄 : 2016년 1월 15일
발 행 : 2016년 1월 30일

지은이 : H. S. J. LEE
옮긴이 : 박 인 서
발행인 : 김 용 덕
발행처 : 메디안북
편 집 : 최 수 정
등 록 : 제 25100 - 2010 - 51호
주 소 : 서울시 마포구 도화동 173번지 삼창B/D 1101호
전 화 : 02 - 732 - 4981
팩 스 : 02 - 711 - 4981

ISBN : 978-89-93340-47-1 93510

정 가 : 25,000원

이 책은 Parthenon Publishing사와의 계약에 의해 메디안북에서 출간되었습니다.

소화기학의 연대별 역사

(Dates in Gastroenterology)

H. S. J. LEE 지음

박 인 서 옮김

The Parthenon Publishing Group
International Publishers in Medicine, Science & Technology
NEW YORK LONDON

메디안북

서문

현재 소화기병학에 대한 이해는 기원전부터 21세기 이르기까지 수년간에 걸쳐 많은 의사들, 과학자들의 공헌과 근거에 의한 성취라고 할 수 있다. 오늘날 존재하는 최신 단계에 까지 지난 1000여년에 걸쳐 발달되고 개발된 것을 위하여 우리는 그때의 역사와 그 배경을 알아야만 도움이 될 것이라고 할 수 있다. –과학적인 원리를 이해함으로써 그 문제들을 좀 더 명료하게 설명할 수 있게 된다.

여기에 있는 이정표는 진실로 중요한 사건들이나 결과 등을 결코 종합하지 않았다. 이 책을 읽는 독자들은 모두가 자신들 개인의 견해를 가지고 있을 것이며, 또한 부정적이라고 생각되는 일에 대해서도 기록을 할 것이다. 따라서 필자는 다음에 출간될 판(edition)에서 문제 등, 그 외의 것을 제시하고 도움을 주기를 진정으로 환영한다.

2000년이 시작하는 단계에서 앞으로 진전되고 나타날 과정에 획기적인 차트를 되돌아 볼 수 있다고 생각하고, 또한 기대한다.

H. S. J. Lee

옮긴이의 글

소화기학에 관한 역사적인 내용을 그 동안에 발간된 교과서를 포함한 서적과 논문집에서 단편적으로 볼 수 있었다. 이 또한 이탈리아, 프랑스, 독일, 영국, 미국 계에서 그들의 언어로 발표된 것들이다.

소화기학을 전공하는 의료인들은 이 글을 읽을 때마다 언어적인 소통에 애로가 많았다. 그 중에도 그 용어나 의사들의 이름을 정확히 알 수 없는 것이 대부분이었고 최근에 와서 각국의 언어사전들이 소개되고 매스컴의 덕택으로 이들을 알고 이해하는 데 많은 진전과 혜택을 받게된 것이다. 최근 50여년 동안에 우리나라 말로 된 글들이 많아져 그 혜택은 재론의 여지가 없다. 그러나 의대생을 포함한 의료인들에게 그 많은 외국인들의 이름을 제대로 정확히 발음하기가 힘든 실정이었다. 이 책을 우리글로 옮긴 역자는 이번 기회에 이를 뒷받침하기 위하여 거의 1년에 걸친 시간에 이를 완성하기에 이르렀다.

또한 우리들이 그동안에 사용하였던 의학 용어는 1950년-60년-70년-80년-90년-2000년에 이르기까지 많은 변화가 있어서 의료인의 세대에 따라서 차이가 많을뿐 아니라 이제는 각 학회에 따라 의학 용어집이 발간되고 있으며 의학용어집의 내용도 출판사마다 상이한 점이 많다. 의대생과 졸업생간에도 많은 혼란을 주고 있는 것을 우리들은 잘 알고 있다. 따라서 옮긴이는 이 같은 현실에서 현재 의료에 봉사하는 의대생을 포함한 의료인에게 이 책이 조금이라도 도움이 되기를 간절히 바란다.

그리고 이 책을 발간하는 데 힘을 실어준 나의 사랑하는 장녀 박혜정 불문학 박사(연세대 불문과 강사)와 금년에 여자고등학교에 진입한 외손녀 이호진 양과 2015년 12월에 출생 3년이 되는 친손녀 박세연을 생각하며 이 책을 주고 싶다.

또한 이 책자를 간행하는데 물심양면으로 도와주신 메디안 북 출판사 김용덕 사장님과 최수정 님께 감사를 드린다.

2016년 1월
서울 신촌에서
박인서(朴寅瑞)

약 1500BC 에베스 파피루스(Ebers Papyrus)는 여러가지 변화무쌍한 장 증상과 하제(laxatives)와 벌레(worms)에 관하여 기술하였다.

약 1400BC BC 20회 왕조의 이집트 테베스(Thebes)의 사제는 작은 담석을 가진 담낭으로 통증을 겪었다.

350BC 카리스토스 디오클레스(Diocles of Carystos)는 신물이 틀어 오르고 심와부 작열감과 심와부 공복통이 있었다. 이것은 위(stomch)에서 시작된 병이었다.

300BC 에짚트에 있던 희랍의 외과의사 헤로필루스(Herophilus)는 "십이지장"의 길이를 12개의 손가락의 넓이라고 규명하였다.

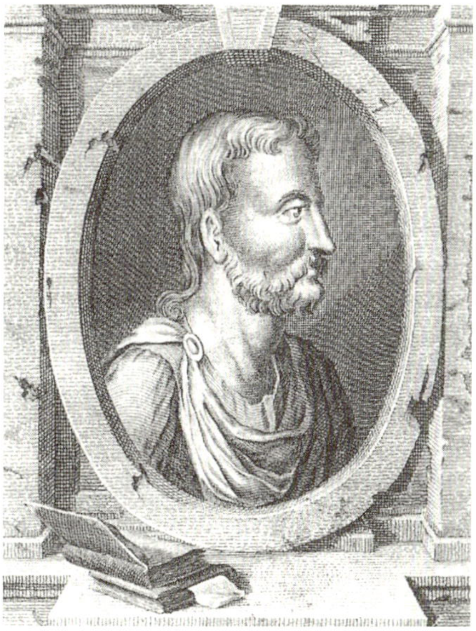

Aulus Cornelius Celsus
(25 BC – AD 50)

20AD 아우루스 코넬리우스 첼수스(Aulus Cornelius Celsus)는 위 궤양에는 가벼운 음식을 추천하였고, "복부"와 "장"이라는 용어를 명명하였고 장 궤양을 일으키는 이질을 기술하였다.

약 **100** 카파도치아의 아레타에우스(Aretaeus of Cappadocia)는 황달에 대하여 기술하였다.

약 **100** 에페수스의 레후스(Refus of Ephesus)는 췌장(pancreas, 이자)을 명명하였다.

200 갈렌 (Galen)은 공장(空腸, jejunum)과 곧은 창자 (직장, rectum) 라는 용어를 사용하였고, 위에 소화작용으로 소화를 설명하였다. 그리고 거기서 생긴 산물은 chyli(유미)를 통해서 간으로 가고, 정맥을 통해서 몸으로 순환한다고 하였다.

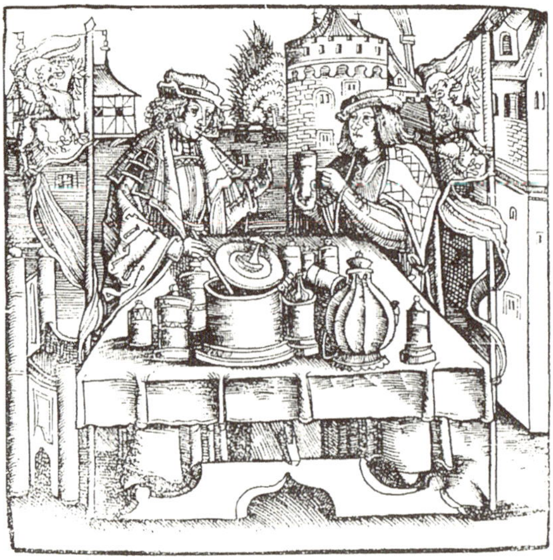

옛날 약 조제실의 그림 설명

약 **600** 트랄레스의 알렉산더(Alexander of Tralles)는 가늘고 둥근 벌레 모양의 편형충(vermifuges)을 기술하였다.

약 **650** 아에기나의 파울(Paul of Aegina)은 위(stomach) 증상이 있는, 그리고 궤양으로 진단된 환자에게 사모스(Samos)섬의 흙을 먹도록 권장하였다.

1092 스페인의 모슬렘 계의 내과의사인 아벤조아(Avenzoar)가 출생. 그는 식도협착이 있는 경우에 직장과 코를 통해서 위에 식사공급을 금속 튜브, 혹은 위에 거치된 관을 이용하였다.

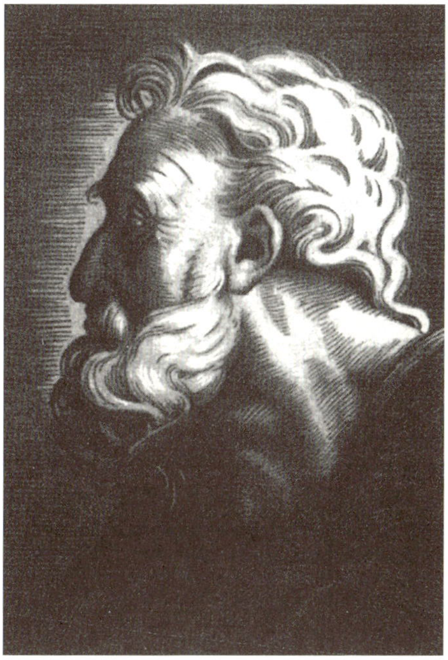

Avenzoar(1092 - 1161)

1250 밀라노의 란프란크(Lanfranc)가 출생. 그는 이탈리아의 외과의사로서 파리에서 일했으며 *Chirurgis Mofne*(대 외과)를 집필하였고, 그 안에 궤양과 누출관에 대한 내용이 있다.

1260 앙리 드 몽드빌(Henri de Mondeville) 출생. 프랑스의 필립–르–벨 왕(King Phillip–le–Bel)의 외과의사였던 그는 복부 손상에 관해 처음으로 기술하였던 사람 중의 하나이다.

1308 이탈리아의 수녀였던 프란치스카(Francisca)와 그의 동료였던 수녀는 그들의 수녀원장을 해부했을 때 담석을 처음으로 관찰하였다.

1341 담즙석, 혹은 담석은 이탈리아 겐틸레 다 폴린노(Gentile Da Foligno) 교수가 파두아(Fadua)에서 시행한 공개 해부에서 관찰되었다.

1356 런던의 내과의사인 아던의 존(John of Arderne)이 장 폐쇄와 항문 누공 (anal fistula)을 치료하기 위한 수술에 관해서 썼다.

1443 이탈리아 플로렌스의 외과의사 겸 병리학자인 안토니오 베네비에니(Antonio Benevieni)는 "질병의 숨은 원인(*Hidden Cause of Disease*)"을 썼다. 이것은 장 궤양, 위암, 유문부 협착과 담석을 포함한 병을 부검소견과 임상증상과의 연관성을 연구하는 선구적인 것이다.

1463 이탈리아의 해부학자 알레산드로 아킬리니(Alessandro Achillini)는 회맹부(돌막창자)판을 발견하였다. 이는 또한 1588년 카스파르 바우힌(Caspar Bauhin)과 1640년 니콜라스 툴프(Nicollas Tulp)에 의하여 각각 기술되었다.

1521 막창자 꼬리(충수), 이전에 "장의 벌레" 혹은 "창자의 맹관(vermiform appendix' cecum intestinum)"을 이탈리아 외과의사인 지아코포 베렌가리오 다 카파리(Giacopo Berengario Da Capari)가 기술하였다.

1542 음식을 내려보내기 위한 연동운동인 장벽의 물결(파도) 같은 운동은 프랑스 외과의사인 쟝 페르넬(Jean Fernel)이 기술하였고 그는 일찍이 (1554년) 충수염(appendicitis)의 초기 증상을 서술하였다.

1546 간정맥의 구멍에 있는 판(valves)을 처음으로 발견한 사람은 파리의 샤르르 에스띠엔느(Charle Estienne)다.

1564 쟌 드 고리스(Jean de Gorris)는 "디스펩시아(dyspepsia)"라는 용어를 사용하였다.

1586 난투아(Nantua)의 마르첼루스 도나투스(Marcellus Donatus)는 위 유문부에 생긴 궤양을 처음으로 부검에서 보여주었고 이것을 책으로 발표하였다.

1602 독일의 외과의사인 플로리안 마티즈(Florian Matthis)는 위 절제술을 하였다.

1614 이탈리아의 내과의사 산크토리우스(Sanctorius)는 1625년 임상적으로 사용할 수 있는 온도계를 연구하였다. 그는 음식섭취량, 배설량, 땀 배출량, 호흡량을 측정할 수 있었으며 그 평형조절을 할 수 있도록 설계하였다. 또한 맥박수를 잴 수 있는 기구를 만들고 신진대사 생리를 발견하였다.

1618 독일 외과의사인 빌헬름 파브리(Wilhelm Fabry)는 살아있는 사람의 몸에서 담석을 제거하였다.

1622 이탈리아의 해부학자 가스파레 아셀리(Gaspare Aselli)는 창자로부터 암죽을 전달하는 림프 관(lacteals)을 발견하였다.

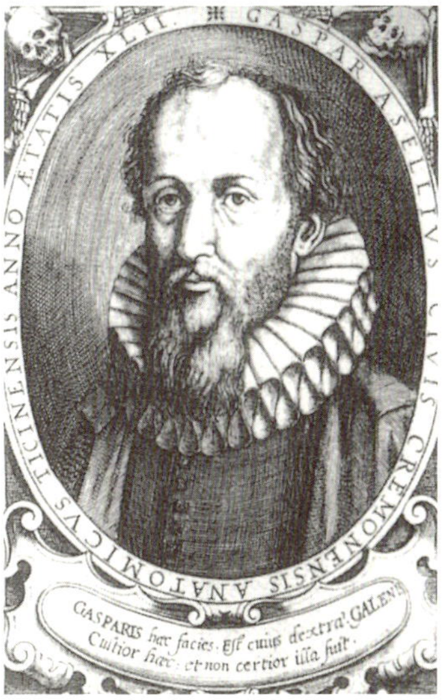

Gaspare Aselli
(1851 – 1626)

1623 편충증(Trichuriasis)은 장 선충(nematode)인 편충(*Trichura*)에 의한 것이라고 스페인의 내과의사, 알렉시오 드 아브레우(Alexio De Abreu)가 기술하였다. 그는 또한 유행성 괴저성 직장염(epidemic gangrenous rectitis)을 기술하였다.

1625 영국의 여행가 새무얼 퍼차스(Samuel Purchas)는 아메바성 이질(amebic dyrentery)에 남미에서 자라는 꼭두서릿과 식물의 뿌리인 이페캐쿤하(ipecacunha)의 사용을 기록하였다.

1627 이태리 베니스(Venice)와 파두아(Padua)의 해부학 교수인 안드리안 판 스피겔(Andrian van Spighel)은 그가 죽은 후에 출판된 아트라스에 간의 꼬리모양의 꼬리겹(Caudate lobe, Spieghel lobe)을 기술하였다.

1642 바바리안(Bavarian Munchen 지방)의 내과의사인 요한 비루중(Johan Wirusung)이 사람의 췌장 관(pancreatic duct)을 발견하였다.

1644 독일의 내과의사인 요하네스 페크린(Johannes Pechlin)이 태어났다. 그는 소화관의 여러 가지 구조에 관하여 근원적으로 기술하였다.

1647 프랑스의 해부학자인 장 페퀴(Jean Pecquet)는 흉관(thoracic duct)을 발견하였다.

1648 소화에 필수적인 위액속의 염산(HCl)이 벨기에의 장 판 헬몬트(Jean van Helmont)의 사망 후에 그가 발간한 책에서 밝혀졌다.

1648 레이덴(Leyden)의 내과의사, 자코브 드 본티우스(Jacob de Bontius)가 동 인도에서 열대성 이질(tropical dysentery)을 처음으로 보고하였다.

1652 덴마크 내과의사인 토마스 바톨린 엘더(Thomas Bartholin The Elder)가 흉선 관과 림프 관을 기술하였다. 그는 또한 50년 후에 "췌장을 비장의 담도계의 작은 소포(biliary vesicle of the spleen)"라고 이름을 지었다.

1654 영국의 내과 의사, 프랜시스 글리슨(Francis Glisson)은 혈관 분포와 캡슐(Glisson capsule)을 포함한 간의 해부에 대하여 기술하였다. 1659년에는 문정맥계(portal system)의 질병에 관해서 서술하였다. 그는 그 자신이 경험하였던 담통(biliary colic)때에 통증이 빗장뼈(clavicle)로 방사되고 구토와 변동하는 황달을 묘사하였다.

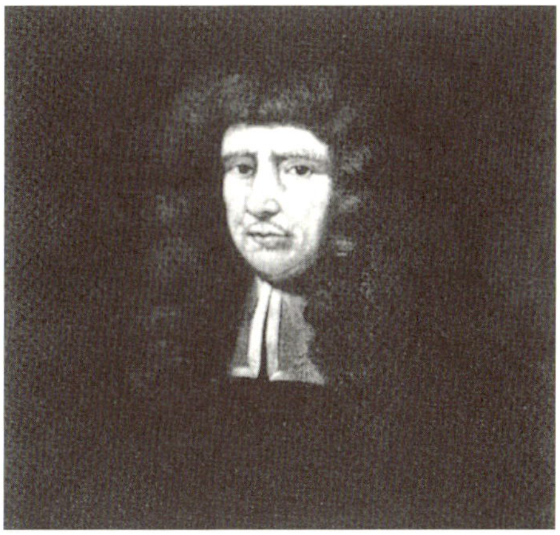

Francis Glisson
(1607 - 1677)

1659 영국의 내과의사 토머스 윌리스(Thomas Willis)는 그의 저서인 *De febrilis*(발열)에 유행성 장티프스에 관해서 초기에 기술하였다.

1661 독일의 해부학자 모리츠 호프만(Moritz Hoffmann)은 새(bird)의 췌관(pancreatic duct)에 관해서 기술하였다.

1661 닐스 스텐센(Nieles Stensen)은 귀밑샘 관(parotid duct)인 스텐선 관(Stensen duct)에 관하여 썼다.

1664 네덜란드의 내과의사인 렉니어 드 그라프(Regnier de Graaf)는 수집액(colleting juice)인 담즙액과 침을 분리하여 모으는 각각의 누출관(fistula)을 이용한 췌장 실험을 처음으로 시행하였다.

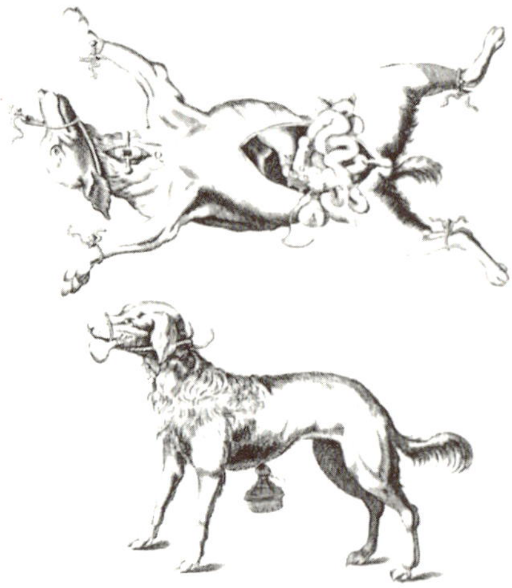

동물(adult dog, 成犬) 실험에서 de Graaf가 만든 췌장 누출 관(fistula)을 설명하는 그림

1665 토머스 와턴(Thomas Wharton, 1614–1673)이 위턱뼈밑 관(Submaxillary duct, Wharton duct)을 발견하였다.

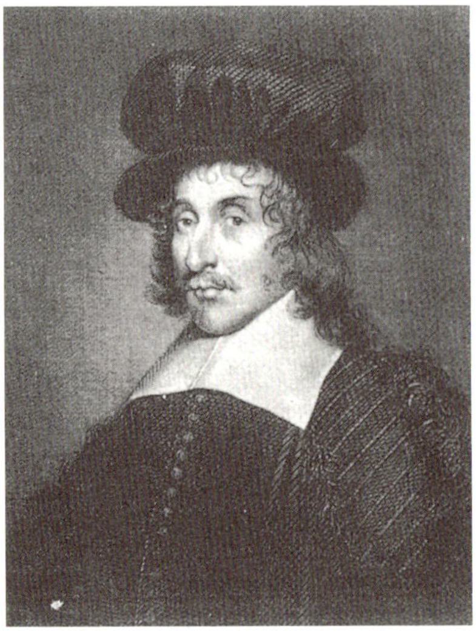

Thomas Wharton (1614 – 1673)

1669 덴마크의 야코브 베니그누스 윈슬로(Jacob Benignus Winslow)가 태어났다. 해부학자인 그는 복막의 큰 외막과 내막 사이의 주머니(sac)를 구멍(foramen)이라고 이름을 붙였다.

1673 샤프하우젠(Schaffhausen)출신의 스위스 해부학자 요한 페이여(Johann Peyer)는 작은 창자에 있는 결절성 림프 응집을 페이여 반(Peyer patch)이라고 하였다.

1682 당뇨병을 시사하는 갈증, 다뇨증을 내분비학의 선구자인 스위스의 요한 부루너(Johan Brunner)가 개의 췌장을 수술적으로 절제하여 유발시켰다. 1687년에 장의 샘을 기술하였고 1672년에는 십이지장 샘(glands in the duodenum)을 발견하였다.

1684 영국의사 카스파 바톨린(Caspar Bartholin the Younger)은 혀밑 샘과 혀밑 관에 관하여 기술하였다.

1685 영국 내과의사 존 브라운(John Browne)은 철학 상호연구 왕립협회지(*Philosophycal Transactions of the Royal Society*)에 간경변증을 기술하였다.

1688 이탈리아의 해부학자 마르첼로 말피기Marcello Malpighi)는 장샘(intestinal glands)을 기술하고 유두(papillae)는 맛을 아는 기관이라는 것을 증명하였다.

1691 젊은 여성에서 자궁에서 서혜부 관으로 내려가는 복막의 작은 관(tubule) 인 Nuck canal은 네덜란드의 해부학자인 안턴 누크(Anton Nuck)가 기술하였다.

1692 빈레트(Vinlet)는 지시염색(indicator dyes)을 증명하고 침과 식도의 점액이 알카리성이고 위 내용물은 산성이라는 것을 보여주었다.

1693 앙트앙느 페렝(Antoine Ferrein)이 출생함. 몽펠리에(Montpellier)의 외과 해부학 교수인 그는 소엽(lobules)과 연결되지 않은 담즙 모세관(bile canaliculi)에 관해서 진술하였다.

1697 기관지 식도루공(tracheoesophageal fistula)과 연관된 식도 폐쇄(esophageal atresia)는 영국의 내과의사 토머스 깁선(Thomas Gibson)의 "인체 요약 해부학(*Anatomy of Human Bodies Epitomized*)"에 기술되었다.

1698 사람과 동물에 생긴 천공성 위궤양들을 처음 보고한 것은 영국의 비교해부학의 아버지라고 하는 런던의 에드워드 타이선(Edward Tyson)이다.

1704 위궤양에 의한 출혈의 첫 보고는 파리의 알렉시스 리트르(Alexis Littré)에 의한 것이었다. 그는 1710년 결장에 인공항문(colostomy)을 만들었다. ---imperforate anus(항문막힘증)의 경우에 iliac region(엉덩뼈 부위)의 S상 굴곡의 opening 을 추천하였고 1797년 피에르 피렘(Pierre Firem)이 처음으로 성공적으로 시행하였고 1798년 디레(Diret)도 성공하였다. 1719년에는 리트르(Littré)가 게실의 탈장을 기술하였다.

1711 독일의 외과학을 세운 로렌츠 하이스터(Rorenz Heister)는 처음으로 충양돌기 절제술을 기술하였고 침샘 종양을 수술하였다. 1720년에는 쓸개 경부(neck)의 점막의 나선형 추벽(spiral fold)과 낭종관(cystic duct)인 하이스터 발브(Heister valves)를 기술하였다.

1715 프랑스의 외과의사인 프뤼당 에반(Prudent Hevin)이 출생하였다. 그는 병리 외과(*Pathologic Chuiurgics*)를 썼고 식도 내의 이물질에 관하여 기록을 남겼다.

1717 스코트랜드 던디(Dundee)의 외과의사인 패트릭 블레어(Patrick Blair)는 선천성 비후성 유문 협착(congenital hypertrophic pyloric stenosis)에 관하여 기술하였다.

1719 프리드리히 빌헬름 헨징(Friedrich Wilhelm Hensing)이 태어나다. 기센 대학교(University of Giessen)에서 해부학 교수가 된 그는 복막과 비장의 늑-결장 인대(phrenico–colic ligament)에 대해서 기술하였다.

1720 비텐베르크(Wittenberg)에서 해부학과 병리학 교수였던 아브라함 파터(Abraham Vater)는 십이지장 유두(duodenal papillae)와 담도의 팽대(앰풀라, ampulla)를 파치니 소체(Pacinian corpuscle)라고 하였다.

1724 이탈리아 해부학자이며 말피기(Malpighi)의 제자였던 지오바니 산토리니(Giovanni Santorini)는 그의 저서 "해부 관찰(*Observationes Anatomicae*)에서 췌장의 더부이자관(accessory duct of the pancreas)"에 관하여 기술하였다.

1724 네덜란드의 저명한 의사 헤르만 부르하버(Herrmann Boerhaave)는 식도의 자연성 파열(spontaneous rupture)을 기술하였다.

1727 천공성 위궤양과 연관된 유문부 협착의 최초의 보고는 영국의 내과의사 크리스토퍼 롤린선(Christopher Rawlinson)이 하였다.

1727 할레의 칼 A 람도르(Karl A Randohr of Halle)는 감돈(꼬이는) 탈장으로 생긴 2피트의 괴저성 장을 절제하였다. 1780년에는 장을 완전히 분리하여 최초로 봉합, 장 연결(intestinal anastomosis)을 한 기록을 남겼다.

1729 게오르그 스탈(Georg Stahl)이 치핵(hemorrhoids)에 관하여 썼다.

1730 스코트랜드의 해부학자인 제임스 더글러스(James Douglas)는 복막과 더글라스 주머니(pouch of Douglas)가 곧은 창자와 방광 사이에 있다고 기술하였다.

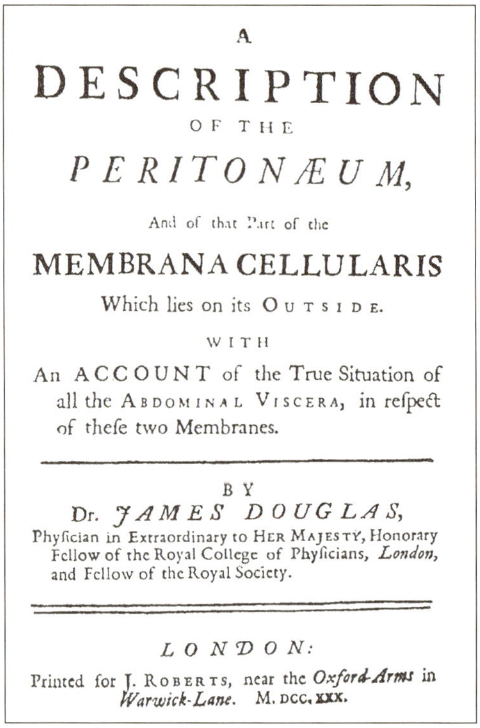

A
DESCRIPTION
OF THE
PERITONÆUM,
And of that Part of the
MEMBRANA CELLULARIS
Which lies on its OUTSIDE.
WITH
An ACCOUNT of the True Situation of all the ABDOMINAL VISCERA, in reſpect of theſe two Membranes.

BY
Dr. *JAMES DOUGLAS,*
Phyſician in Extraordinary to HER MAJESTY, Honorary Fellow of the Royal College of Phyſicians, *London,* and Fellow of the Royal Society.

LONDON:
Printed for J. ROBERTS, near the *Oxford-Arms* in *Warwick-Lane.* M. DCC. XXX.

Title page of Douglas' book on the peritoneum (다글러스의 복막에 관한 책)

1731 단순형 관상(simple tubular type)의 장샘(갈레아티 샘; Galeati glands)은 이탈리아 외과의사인 도메니코 갈레아티(Domenico Galeati)가 기술하였다.

1732 라파엘 사바티에(Raphael Sabatier)가 출생. 파리의 외과의사인 그는 인접한 장의 창상(intestinal wounds)을 테레판 나무(turpentine)에서 나온 수지로 젖게(soaked) 하여 만든 판지를 이용한 봉합(Sabatier suture)을 하였다.

1733 에딘버러의 외과의사인 제임스 칼더(James Calder)는 ileum(회장, 돌창자)의 선천성 폐쇄를 기술하였다.

1736 웨스트민스터 병원의 외과의사 클로디어스 아미야드(Claudius Amyard)는 충수절제술을 처음으로 성공시켰다.

1740 영국의 내과의사인 토머스 도버(Thomas Dover)는 아편, 토근(吐根)과 그 밖의 재료를 섞은 도버 분말(Dover powder)을 만들어서 만병통치약으로 사용하였다.

1742 네덜란드 내과의사 코넬리우스 펠저(Cornelius valse)는 성인 남자의 창자 겹침증(intussuceptian) 수술에 성공했다.

1743 파리의 지도적 외과의사인 쟝 루이 프팃(Jean Louis Petit)은 쓸개 확장을 천자(cholecystostomy; 쓸개절개술)로써 경감시킬 수 있다고 처음으로 시사하였다.

1745 독일 내과의사 요한 리벨퀸(Johan Lieberkühn)은 장샘(또한 1688년 마르첼로 말피기 Marcello Malpighi가 기술하였음)에 관하여 서술하였다.

1746 천공성 십이지장 궤양의 처음 보고는 독일 예나(Jena)의 게오르그 함부르거(Georg Hamburger)가 하였다.

1752 독일내과의사 칼 칼트슈미에트(Karl Kaltschmied)는 귀밑 샘(parotid gland)종양을 기술하였다.

1752 프랑스의 과학자 르네 드 로뮈(Rene de Reaumur)가 말똥가리에서 순수한 위액을 추출하였다. 그리고 그는 고기를 녹이는 작용을 보여주었다.

1761 지오바니 바티스타 모르간니(Giovanni Battista Morgagni)는 그의 저서인 "질병의 근원과 원인(*De Sedibus et Causis Morbonum*)"에 위암, 직장암과 장암이 포함된 여러가지 암에 관하여 기술하였다.

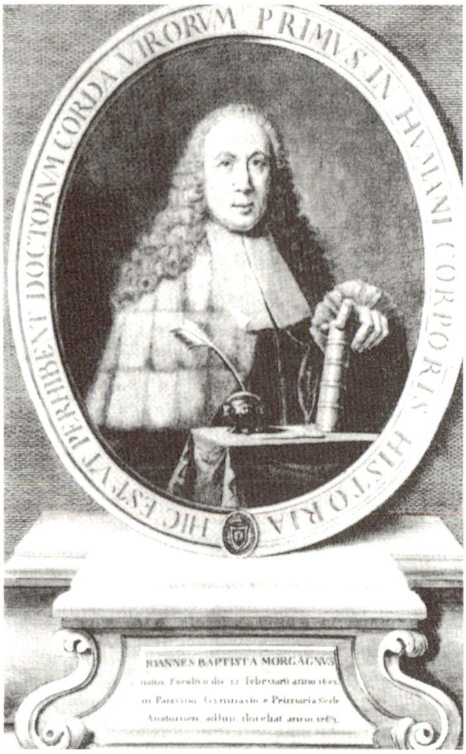
HIC EST VT PERHIBENT DOCTORVM CORDA VIRORVM PRIMVS IN HVMANI CORPORIS HISTORIA
JOANNES BAPTISTA MORGAGNVS

Giovani Battistia Morgagni
(1682 – 1771)

1764 식도게실의 첫 기재는 에이브러햄 러들로우(Abraham Ludlow)가 윌리엄 헌터(William Hunter)에게 보내는 서신에서 였다.

1767 독일 내과의사 욘 침머만(John Zimmermann)은 세균성 이질에 관한 처음으로 중요한 연구를 논술하였다.

1767 영국 내과 의사 조지 베이커(Sir George Baker)경이 납(lead)으로 인한 산통(colicky pain)을 기술하였다. 또한 1772년에는 십이지장궤양에 의한 출혈을 처음으로 기록하였다.

1770 파리의 자르댕 뒤 루아(Jardin du Roi)의 해부학 교수 안트완느 포털(Antonine Portal)은 1803년 몇 개의 해부학적 구조를 설명하고 식도 정맥류에서 나오는 출혈을 관찰하였다.

1776 루앙(Rouen)에서 온 프랑스 외과의사인 H. 필로르(H. Pilore)는 막창자 절개술(cecostomy)을 처음으로 시행하였다. 환자는 28일 동안 살아남았다. 그는 직장암 환자에게 복강절제술을 통하여 우측 엉덩뼈 부위로 맹장(cecum)을 개방하였다.

1777 루이 테나르(Louis Thénard)가 출생. 프랑스의 유기화학자인 그는 담즙의 성분을 과학적으로 연구하였고 그 안에 달콤하고도 쓴 물질을 나타내는 "피크로멜(picromel)"이라는 용어를 사용하였다.

1777 독일의 슈바벤 지방 출신인 막시밀리안 스톨(Maximillian Stoll)은 담낭암을 기술하였다.

1778 독일 외과의사 아우구스트 리첼(August Richel)은 창자의 한 부분만이 탈장을 일으킨 것을 묘사하였다.

1780 이탈리아의 자연사 교수인 라자로 스팔란자니(Lazaro Spallanzani)는 그 자신과 그의 동료인 스코폴리(Scopoli)의 순수한 위액을 분리하여 그 산이 염산(HCl)이라는 것을 보여주었다.

Lazaro Spallanzani
(1729 – 1799)

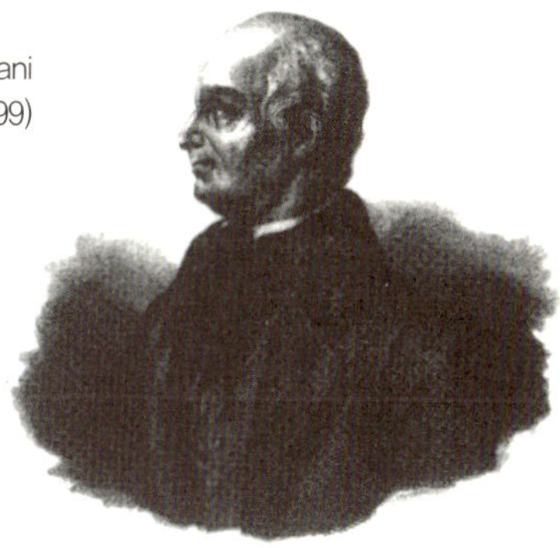

1785 복막염은 독일의 해부학자 베를린의 요한 고틀리에브 발터(Johann Gottlieb Walter)가 처음으로 기술하였다.

1786 아일랜드의 제임스 오베이른(James O' Beirne)은 결장과 직장의 이음부(경계부, junction)에 있는 band(띠)를 오베이른 괄약(sphincter)이라고 기술하였다.

1788 매튜 베일리(Mattew Baillie)는 영국의 내과의사로 내장의 자리바꿈(transposition)에 관하여 기술하였다. 그는 1793년 위암, 방광암, 식도암, 고환암을 목판 등으로 새겼다. 그것들은 병리해부학의 분류에서 명료한 새로운 높이를 보여준다고 일반적으로 생각하게 되었다.

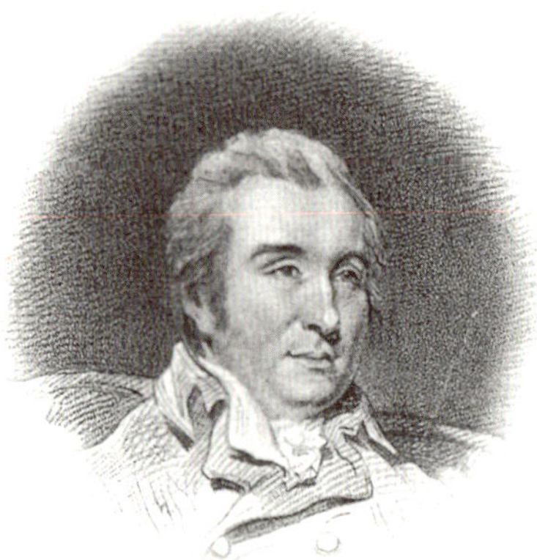

Matthew Baillie
(1791 - 1823)

1788 소아의 선천성 유문부 비후가 미국 내과의사, 헤제키어 베어드슬리(Hezekiah Beardsley)에 의하여 기술되었다.

1793 스페인의 외과의사인 마뉴엘 안토니오 드 힘버나르(Manuel Antonio de Gimbernat)는 목졸린(strangulated, 꼬인) femoral hernia(넙다리 탈장, 대퇴탈장)에 대한 수술을 기재하였다.

1795 에른스트 베버(Ernst Weber) 출생. 독일 생리학자인 그는 소화액이 샘의 산물이라는 것을 그의 연구에서 보여주었다.

1795 토머스 웨이클리(Thomas Wakley)가 출생. 영국 내과의사인 그는 식품과 음료의 질을 떨어트리는 것에 관한 식품 분석을 연구하였다. 1823년에는 의학학술지 인 "*Lancet*"의 창설자가 되었다.

1795 프랑스의 외과의사인 피에르 핀(Pierre Fine)은 장 폐쇄에 대한 성공적인 결장창냄술(colostomy, 인공항문형성술)의 기록을 처음으로 남겼다.

1797 장 밥티스트 이폴리트 당스(Jean Baptiste Hippolyte Dance)출생. 프랑스의 내과의사인 그는 장 중첩증이 있는 소아에서 우측 엉덩뼈 오목이 비어 있는 것(Dance sign; 당스 소견)을 기술하고 자궁의 정맥과 콜레라에 대한 중요한 연구를 수행하였다.

1798 C 뒤베(C Duvet)는 선천성 폐색이 있는 항문에 대해서 인공 항문(artificial anus)을 만들었다.

1798 꼬여진 상태가 된 식도열공 탈장의 임상적인 기술을 처음으로 한 사람은 영국의 아스틀리 패스턴 쿠퍼(Sir Astley Paston Cooper)경이었다.

1800 프란시스 키어난(Francis Kiernan) 출생. 영국의 외과의사로 간의 소엽 공간(Kiernan space)을 기술하였다.

1800 프랑스의 알렉시스 보와이에(Alexis Boyer)는 식도협착을 넓히기 위해서 처음으로 확장기(bougie)를 사용하였다.

1803 에버라드 홈(Sir Everad Home)경은 요도와 식도의 협착을 평가하였다. 그는 그의 저서인 “요도와 식도의 협착에 대한 치료에 관한 실제적 관찰(*Practical Observations on the Treatment of Structures in the Urethra and in the Esophagus*)”에 식도 갈퀴막(web)에 대해서 처음으로 묘사하였다.

1803 침 분비와 위산 사이의 연관성을 미국 생리학자 매릴랜드의 존 영(John Young)이 제기하였다.

1803 프랑스의 내과의사인 루이 오디에(Louis Odier)가 비스무트(bismuth, 창연)를 조제하였다.

1804 하부 식도게실에 관한 정확한 평가를 처음으로 한 사람은 파리의 드귀즈(Déguise)였다.

1806 독일의 외과의사, 프란츠 헤셀바흐(Franz Hesselbach)는 하부 위동맥, 복직근 주변과 서혜부(샅 고랑) 인대(inguinal ligament)로 둘러싸인 해부학적인 영역을 처음으로 기술하였다(Hesselbach triangle).

1807 알론조 클라크(Alanzo Clark)출생. 뉴욕의 내과의사로 복막의 팽만으로 인한 간 둔탁(liver dullness)부위의 소실을 기술하였다(Clark sign).

1808 스코틀랜드 출신의 군사외과학 교수 조지 볼링골(George Ballingall)은 세균성 이질과 아메바성 이질의 차이를 분명하게 해명하였다.

1809 앙리 L 로제(Henri L Roger) 출생. 프랑스의 내과의사 겸 소아과 의사로 간과 위장관의 장애에 관해 쓰고 종양으로 인하여 식도 폐쇄, 혹은 차단으로 많은 량의 침이 흐르는 것을 기술하였다(Roger reflex or syndrome).

1809 독일 할레(Halle)의 해부학 교수인 요한 메켈 2세(Johan Meckel, The younger)는 태아의 난황주머니가 있는 상해에서 돌창자(회장, ileum)에 게실이 있는 것을 발견하였다(Meckel diverticulum; 메켈 게실).

1809 노르웨이의 내과의사 안드루 콘라디(Andrew Conradi)는 칼돌기(xiphistrnum)의 바닥에서 심장의 끝부분에 가는, 간의 왼쪽 엽(lobe)과 정상적인 둔한 타진음이 나는 상부 한계를 나타내는 "콘라디 선(Conradi line)"을 규정하였다.

1809 존 리드(John Reid)출생. 에딘버러의 외과의사로서 장티브스와 발진티푸스를 감별하였다.

1809 앨런 톰슨(Allen Thompson)출생. 에딘버러 출신의 스코트랜드의 내과의사로 외부 복부고리(abdominal ring)의 내부의 절반을 덮는 황색 섬유를 기술하였다(Thompson fascia).

1810 데오도르 슈반(Theodor Schwann)출생. 고전적인 세포학설로 유명한 독일의 생리학자로 식도상부의 가로무늬근육(striped muscle, 횡문근)을 기술하였다.

1811 윌리엄 버드(William Budd) 출생. 영국의 내과의사로 장티브스의 근원으로 배설물을 제시하였고, "장티브스 전파의 자연적인 방식과 예방"을 썼다.

1812 충양돌기의 천공이 사망의 원인이 된다는 것을 인식한 것은 런던의 내과의사인 제임스 W K 파킨슨(James W K Parkinson)이었다.

1812 필라델피아의 외과의사, 필립 싱 피직크(Philip Syng Physick)는 중독의 원인을 제거하기 위해서 위 세척을 위한 위 튜브를 사용하였다.

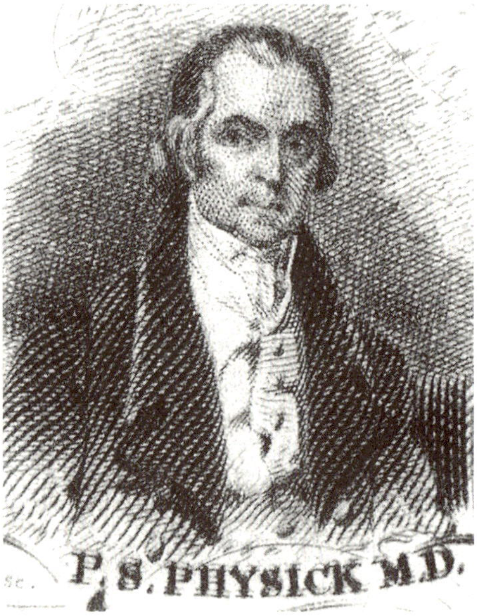

Philip Syng Physick
(1768 – 1837)

1812 세인트 토머스 병원(St. Thomas Hospital)의 외과의사, 벤자민 트라버스(Benzamin Travers)는 장 문합술에 대한 중요한 초기의 논문인 "장의 자연적 치료 과정에 대한 조사"를 발간하였다.

1813 프랑소아 마젱디(Francois Majendie)는 약리학의 선구자이며 실험생리의 창시자이고 그는 삼키기와 구토의 기전을 기술하였다.

1813 파리의 내과의사, 피에르 브레토노(Pierre Bretonneau)는 장티브스 환자의 장에 생기는 페이에 판(Peyer patches; 밀집된 림프여포의 결합체)의 특징을 보여주었다.

1814 런던의 외과의사, 벤저먼 브로디(Sir Benjamin Brodie)경은 위산분비를 촉진하는 미주신경을 증명하였다. 1835년에는 치질 종양인 브로디 치핵(Brodie pile)에 관해 기술하였다.

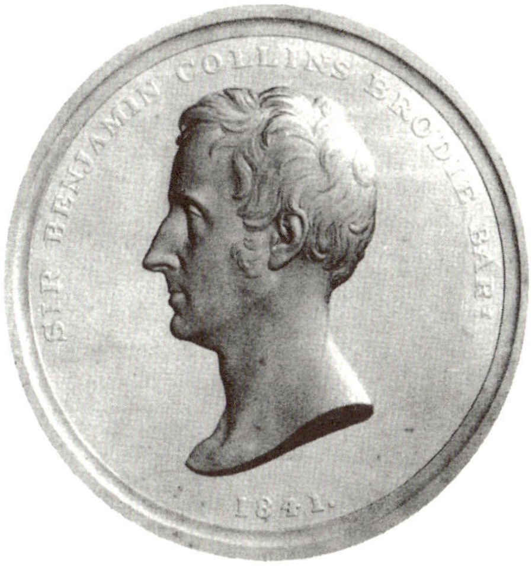

Sir Benjamin Collins Brodie
(1783 – 1862)

1816 찰스 벨(Charles Bell)은 식도게실 발생의 기전을 설명했다.

1817 코펜하겐의 외과의사, 아돌프 칼리센(Adolph Callisen)은 허리에 수직 절개로 요부(허리)결장 창냄수술(lumbar colostomy)을 하였다.

1817 복부 탈장 혹은 복벽 탈장의 원인을 연구한 첫 기록은 파리의 해부학 교수인 쥘 제망 클로퀘(Jules Germain Cloquei)이다.

1819 프랑스의 외과의사인 알렉시스 보이에(Alexis Boyer)는 항문 열상(anal fissure)의 원인과 치료법을 기술하였다.

1819 프랑스의 내과의사 르네 레넥(Rene Laennec)은 간의 굳은 모양과 위축을 "경변, cirrhosis"이라는 용어를 만들어냈다.

1820 독일의 내과의사, 페테르 J 프랑크(Peer J Frank)는 문맥 고혈압에 의한 2차적으로 생기는 위출혈과의 관련을 관찰하였다.

1820 앙리 브라코네(Henri Braconnet)는 아미노산, 글라이신을 젤라틴의 가수분해물에서 분리하였다. 그는 또한 이것을 "젤라틴의 당질(sugar of gelatin)"이라고 하였다.

1821 이태리의 외과의사인 안토니오 스카르파(Antonio Scarpa)는 결장의 탈출(Prolapse)부분이 탈장 주머니로 들어간 미끄럼 탈장(sliding hernia)에 관하여 기술하였다.

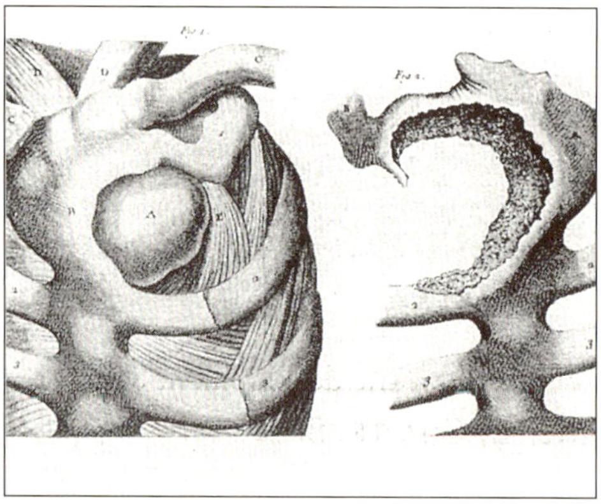

A page from Scarpa's treatement on aneurysm (스카르파의 동맥류 치료)

1822 하인리히 프레이(Heinrich Frey) 출생. 취리히 출신의 교수로 위샘 바닥의 막힌 틈 소여포(crypts)를 기술하였다(Frey gastric follicies).

1822 독일의 내과의사인 유스티누스 케르너(Justinus Kerner)는 보툴리누스 중독증(botulism)에 관해서 2권의 논문집대성을 발간하였다.

1823 위와 십이지장 궤양을 동반한 화상과 염증과의 연관법을 보고한 사람은 에딘버러의 외과의사들인 커민(Cumin)과 스완(Swan)이었다.

1823 피에르 베사르(Pierre Béchard)는 귀밑 샘(이하선; parotid gland)을 절개하였다.

1823 모리츠 시프(Moritz Schiff)출생. 독일의 생리학자인 그는 담즙 염이 장으로 분비되면 장에서 다시 흡수되고 간으로 돌아간다는 Schiff 순환(Schiff cycle)을 기술하였다.

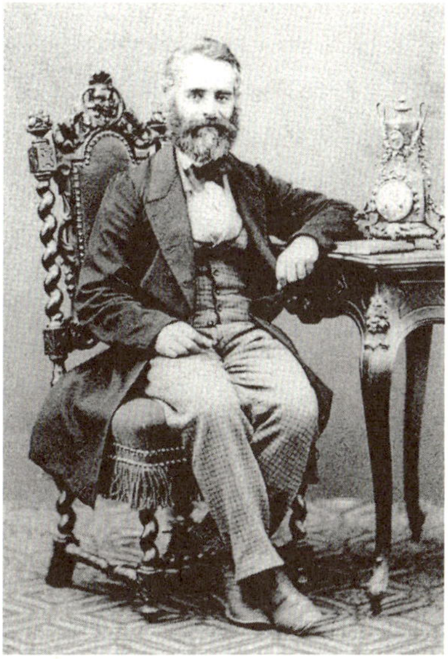

Moritz Schiff
(1823 – 1896)

1823 런던의 내과의사, 윌리엄 프라우트(William Prout)는 사람과 동물의 위에 유리 염산(free Hcl)이 나오는 것을 보았다. 염화물 같이 유리 염산과 전체 염산을 정량적으로 측정하였고 염화물이 혈액에서 분비되면 내강(lumen)으로 들어간다는 명제를 내었고 산(acid)이 분비되면 혈액은 알카리성이 된다고 하였다.

1824 런던의 가이 병원(Guy's Hospital)의 리처드 브라이트(Richard Bright)는 복부종양에 관한 논문에서 조충(certoid)의 머리 부분이 없는 포충낭(hydatid cyst)인 *Acephalocystis endogina*의 치료에 상세한 것을 제시하였다. 1836년에는 "위의 주목할만한 부적절한 대상에 관한 해석(*Account of a Remarkable Misplacement of the Stomach*)"이라는 글에서 급성 간 위축과 선천성 단식도증(短食道症, 짧은 길이의 식도, congenital short esophagus)을 기술하였다.

1824 프랑스의 외과의사인 프랑소아 소시에(Francois Chaussier)는 자간(preeclampsia) 발생전에 나타나는 심와부 동통에 관하여 기술하였다.

1824 전립샘 복막의 건막(aponeurosis)인 Tyrell fascia(근막)는 성 토머스 병원의 외과의사인 프레데릭 티렐(Frederick Tyrell)이 기술하였다.

1824 시몬 구스타프(Simon Gustav) 출생. 독일의 외과의사로 방광질 루공(vesicovaginal fistula)과 비장절제술(splenectomy)을 성형외과에 대한 논문에 썼다.

1824 피에르 베클라(Pierre Béclard)는 침샘의 절개를 처음으로 시행하였다.

1825 프리드리히 첸커(Fredrich Zenker) 출생. 독일의 병리해부학 교수로 상부 식도의 게실을 기술하였다(Zenker diverticulum).

1826 독일의 칼 프리드리히 쿠이텐바움(Carl Fredrich Quittenbaum)은 수술이 성공하지 못하였지만 처음으로 비장절제술(splenectomy)을 하였다.

1826 앙트안 람베르(Antoine Lambert)는 장막–장막 장 문합술(serosa–serosal intestinal anastomosis)을 위한 봉합을 연구하였다.

1826 담즙 색소를 파악하는 검사(Gmelin test)는 독일 하이델베르크의 생리학자인 레오폴트 그멜린(Leopold Gmelin)이 고안하였다.

1826 알퐁소 뒤몽팔리에(Alphonso Dumontpallier) 출생. 프랑스의 내과의사로 옥소(iodine)를 시약으로 이용하여 담즙 색소를 검출하는 Dumontpallier 검사를 고안하였다.

1827 프랑스의 내과의사 프랑소와 멜리에(Francois Mellier)는 만성 충수염을 임상적인 질병 명으로 기술하였다.

1828 기욤 뒤퓌트랑(Guillaume Dupuytren)은 인공 항문(artificial anus)을 만들기 위하여 창자절개를 연구하였다.

1828 알렉산더 파겐스테처(Alexander Pagenstecher)가 출생. 독일 내과의사로 어떤 가동성 복부 종양이 부착되어 시작된 부위의 표면에 표시하는 방법을 명확하게 규정하였다.

1828 프랑소와 부르세(Francois Broussais)는 프랑스의 내과의사로 소화관 통로 점막의 과민성을 연구하였고 위장염은 대부분의 질환의 근거가 된다고 하였다.

1828 에드문트 레제르(Edmund Leser)가 출생. 독일 외과인 그는 주로 위장관의 악성 종양을 동반한 지루성 피부염(seborrheic dermatitis, 노인성 사마귀)에 관하여 기술하였다.

1829 영국 내과의사, 제임스 로맥스 바드슬리(James Lomax Bardsley)는 아메바 등에 에메틴(emetine)을 처음으로 사용하였다.

1829 에일린 호턴 클리블랜드(Eiline Horton Cleveland) 출생. 그는 필라델피아 여성병원의 산과학 교수이고 규모가 큰 복부 수술과 난소 수술을 시행한 미국의 첫 여성이다.

1829 앙트완 조베르 드 라말(Antoine Jobert de Lamalle)은 장 수술에 관한 교과서를 썼다.

1831 피에르토 로레타(Pierto Roreta) 출생. 이태리의 볼로냐의 외과의사로 위의 개구부(opening를 손가락 혹은 기구를 사용하여 유문부와 들문(분문 구멍cardiac orifis)을 넓히는 방법을 고안하였다(로레타 수술; Loreta operation).

1831 식도 협착증에 대한 확장기와 조직을 찢는 기계(lacerator, 열상기)는 런던의 R 플레처(R Flecher)가 고안하였다.

1832 존 파킨(John Parkin) 출생. 영국의 외과의사로 물을 정화하기 위하여 숯(charcoal) 필터를 사용하였고 따라서 콜레라의 파급을 방지하는 것에 대하여 기술하였다.

1832 니콜라우스 루딘거(Nicolaus Rudinger)가 출생. 독일 뮨헨의 해부학 교수로 직장의 내부의 원형 섬유로 이어지는 근육에 관하여 기술하였다(Rudinger muscle, 1879).

1832 체사레 프레데리치(Cesare Frederici) 출생. 이태리의 내과의사인 그는 복막강 내에 가스가 차 있으면서 장 천공이 있는 환자의 복부의 좁은 공간에서 심장음을 청진할 수 있다고 기술하였다(프레데리치 소견; Frederici sign).

1832 동통이 없는 림프 결절의 비대를 동반한(보통) 치명적인 신생물 종양(호즈킨 병, Hodgkin disease)의 형태는 영국의 가이 병원(Guy's Hospital)의 내과의사인 토머스 호즈킨(Thomas Hodgkin)이 "흡수성 샘과 비장의 어떤 형태; *On Some Morbid Apperances of the Absorbent Glands and Spleen*)"에 관해 기술하였다.

1833 미 육군 외과 군의관인 윌리엄 보몬트(William Beaumont)는 총상으로 인해 영구적인 위누공이 생긴 환자인 알렉시스 생 마르탱(Alexis St. Martin)의 위 분비물을 연구하여 "위액과 소화생리의 실험과 관찰(*Experiments and Observations on the Gastric Juice and the Physiology of Digestion*)"을 집필하였다.

1833 영국의 외과의사, 에드워드 스탠리(Edward Stanley)는 간 생검(liver biopsy)을 최초로 시행하였다.

1835 파리의 장 크뤼벨리에(Jean Cruveilhier)는 간 내에 문정맥의 왼쪽 가지에서 시작되는 곳에 확장된 문맥공간에서 나오는 혈류를 관찰하였는데, 이는 문맥성 고혈압(portal hypertension)에 의한 경변증 환자에서 복벽 앞부분으로 흐르는 것으로 이 소견을 발간하였다.

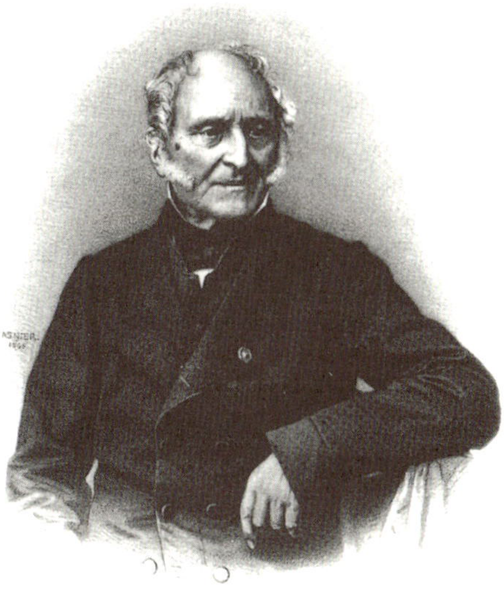

Jean Cruveilhier
(1791 – 1873)

1835 요하네스 뮬러(Johanes Müller)는 단백질을 가수분해하는 위 발효소를 시험관 실험에서 증명하고 이를 "펩신(pepsin)"이라고 이름을 지었다.

1836 웨젠 P 길레트(Eugene P Gillette) 출생. 파리의 병리학자로 후방후두(posterior pharynx)주변의 식도의 세로섬유들에 관해 기술하였다(suspensory ligament of the esophagus).

1836 요한 디펜바흐(Johann Dieffenbach)는 랑베르(Lembert)의 봉합술로 장 절제술을 성공적으로 수행했다.

1837 위 천공술은 노르웨이의 외과의사인 칼에스 에게베르흐(Charles Egebert)가 식도협착 환자에서 처음으로 암시를 받고 시행한 것이다.

1837 루이-펠릭스 테리에(Louis-Felix Terrier) 출생. 파리 출신의 외과의사로 담낭과 담낭관(cystic duct) 사이에서 발브를 발견하였다(Terrier valve).

1837 에딘버러 왕립진료소에서 맹꽁이 자물쇠를 삼킨 환자에서 이것을 뽑아내기 위하여 식도경을 처음으로 사용하였다는 보고가 있다.

1837 엔리코 보티니(Enrico Botini) 출생. 이탈리아의 외과의사로 비대해진 전립샘을 통하는 도관을 만들기 위하여 전류소작기(galvanocautery)를 사용하였고, 이것을 기재하였다.

1839 알프레드 폰 비에자데키(Alfred von Biesadecki) 출생. 폴란드의 내과의사로 허리근육을 넘어 복막에 있는 작은 공간(recess)에 대하여 기술하였다 (Biesadecki fossa).

1839 아뮈사트(Amussat) 수술은 결장이 막힌 경우에 허리를 통해서 하는 결장창냄수술로 파리에서 쟝 Z 아뮈사트(Jean Z Amussat)가 시행했다.

1840 식도정맥 확장으로 출혈될 때 처음으로 과학적인 판단을 한 사람은 빈(Wien)의 칼 로키탄스키(Karl Rokitansky)다. 그는 1846년에 간에 생긴 급성 황색 위축(acute yellow atrophy)을 기술하였다.

1840 네덜랜드의 생리학자인 이자크 A 판 딘(Izaak A van Deen)은 위액 내의 혈액을 찾기 위하여 유창목(guaiac)과 다른 시약(Deen test)으로 검사하면 도움을 준다는 것을 창안하였다.

1840 발진열과 장티프스 와의 명료한 감별은 스코트랜드의 내과의사인 알렉샌더 페트릭 스튜어트(Alexander Patrick Stewart)가 행하였다.

1840 조세프 가지마르 그린펠트(Joseph Carimir Grynfellt) 출생. 프랑스의 몽펠리에 출신인 부인과 의사로서 허리에 탈장이 생겼을 때 상부 허리 삼각형 부위(Grynfellt triangle)를 통한다는 것을 기술하였다.

1840 방광 질부 누공(vesicovaginal fistula)에 대한 초기의 성공적인 수술은 독일의 외과의사 욘 페터 메타우에르(John Peter Methauer)가 수행했다.

1841 조르쥬 아이엠(Georges Hayem) 출생. 프랑스 파리 출신의 임상내과 교수로 만성 간질성 간염(chronic interstitial hepatitis)을 기술하였다.

1842 창자열(enteric fever)의 접촉성 본질은 미국의 내과의사인 나탄 스미스(Nathan Smith)가 그의 연구중에 쓴 논문 "발진열에 관한 실제적인 수필(*A Practical Essay on Typhus Fever*)"에서 지적되었다.

1842 빈센츠 체르니(Vincenz Czerny) 출생. 하이델베르크의 외과교수로 식도를 절제하고 대장암을 제거하였다.

1842 가이 병원(Guy's Hospital)의 내과의사인 토머스 B 컬링(Thomas B Curling)은 십이지장의 염증과 궤양이 화상을 입은 후에도 생길 수 있다는 것을 각별히 언급하였다.

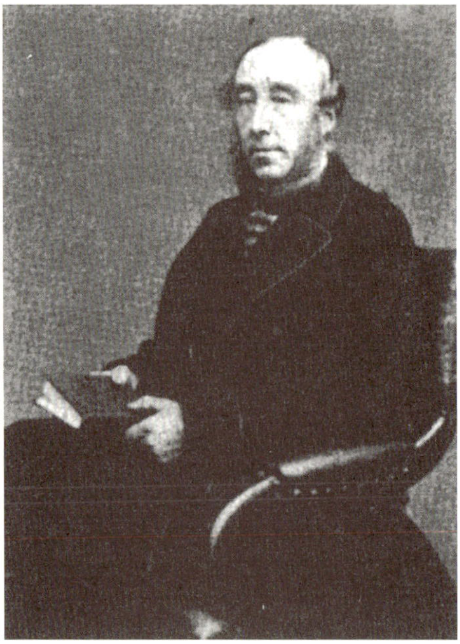

Thomas Blizard Curling
(1811 – 1888)

1843 네덜란드 생리학자 니콜라스 블론드로트(Niccolas Blondlot)는 동물의 위액을 모으기 위하여 실험적으로 위누공(gastric fistula)을 만들었다.

1843 리옹의 쟝 F 레이바르(Jean F Reybard)는 S상결장의 암종증의 성장(carcinomatous growth)을 제거하고 장 절제를 시행하는 동안에 3인치의 정상적인 창자를 함께 잘랐다.

1843 에드문트 드렉젤(Edmund Drechsel) 출생. 스위스의 화학자로 인산과 사탕수수를 시약으로 사용하여 담즙 검사를 위한 Drechsel test를 고안하였다.

1843 미국의 외과의사인 새무얼 그로스(Samuel Gross)는 "장 창상(*Wounds of the Intestine*)"이라는 책을 썼다.

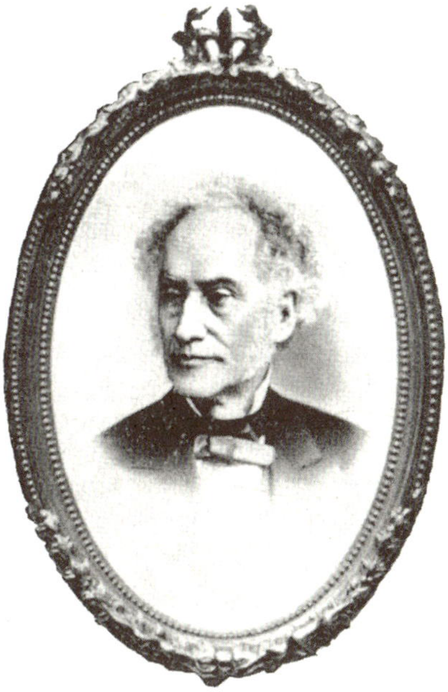

Samuel David Gross
(1805 - 1884)

1843 이탈리아의 내과의사 안젤로 두비니(Angelo Dubini)는 구충 가운데 기생충인 *Ancylostoma* 를 발견하였다.

1844 독일의 내과의사 에마누엘 아우후렉트(Emanuel Aufrecht)가 출생. 그는 전염성 황달인 경우에 콩팥에 간과 연관이 있는 변화가 있다는 것을 처음으로 관찰하였다(간-콩팥 증후군, hepatorenal syndrome).

1844 음식 소화중에 췌액을 볼 수 있다는 것을 독일의 가브리엘 팔렌틴(Gabriel Valentin)이 기술하였다.

1844 독일의 화학자인 막스 페텐코퍼(Max Pettenkofer)가 소변 내에 담즙산 검사를 고안하였다.

1844 뉴욕의 외과의사 존 왓슨(John Watson)이 식도협착 환자에게 식도 절개술을 하였다.

1844 프랑스의 외과의사 젤 아리스티드 젤리(Jeles Aristida Gely)는 장 봉합술을 기술하였다.

1844 샤를 에밀 트루아지에(Charler Emile Troisier) 출생. 프랑스 내과의사인 그는 복강 내에 악성 병변(암)이 있을 때 빗장뼈 상부의 림프 샘의 비대를 기술하였다.

1844 이탈리아 외과의사 에도우과르도 바시니(Edouguardo Bassini)가 출생. 그는 1887년에 서혜부 탈장(inguinal hernia), 1893년에 넙다리 탈장(femoral hernia)의 수술을 기술하였다.

1845 빌헬름 콘라드 렌트겐(Wilhelm Konrad Röntgen) 출생. 독일 물리학자로 노벨 수상자(1901년). 1859년 X-선을 발견하였다. 지금은 뼈와 연조직을 보는데 이용되고 있어서 진단을 하는데 보조적인 근간이 되고 있다.

1845 장 기생충인 비대흡충(*Fasciolopsis buski*)이 간경변증의 원인이 될 수 있는데 런던의 King's college의 조지 버드(George Budd)가 십이지장에서 발견하였고, 그의 저서 "간 질환(*Disease of the Liver*)"에 기술하였다. Budd는 또한 간정맥 폐색으로 간-비장종대, 황달, 복수, 문맥성 고혈압 및 간 경변증이 오는 Budd-Chiari 증후군을 기술하였다.

1846 샤를 세디오(Charles Sédillot)는 처음으로 위 절제술을 시행하였다.

1846 영국의 찰스 릿치(Charles Ritche)는 창자열(enteric fever)에 대해서 "장티브스(typhoid)"라고 하였다.

1846 독일 화학자 유스투스 폰 리에비크(Justus von Liebig)는 아미노산인 티로진(tyrosine)을 췌장 소화물에서 관찰하였다.

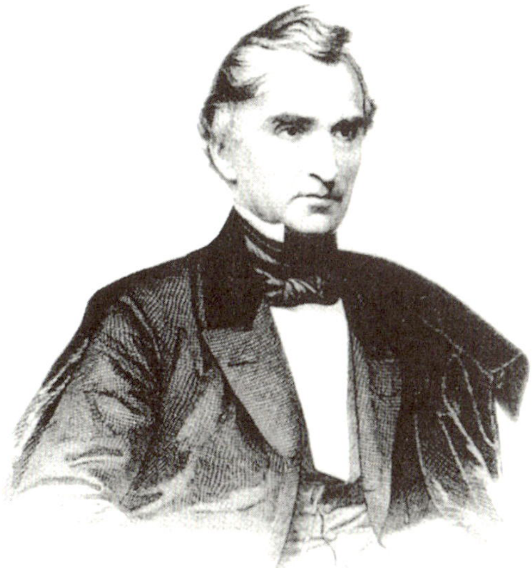

Justus von Liebig
(1803 – 1873)

1847 에르란겐(Erlangen)의 해부학 교수 요세프 게르라흐(Joseph Gerlach)는 충수의 입구(게르라흐 판, Gerlach valve) 근처에 있는 점막 주름을 기술하였다.

1847 가이 병원(Guy's Hospital)의 외과의사 존 힐턴(John Hilton)과 골딩 버드(Golding Bird)는 작은 창자에 안쪽으로 생긴 꼬여진 상태를 처음으로 수술하였다. 1833년 힐턴은 선충인 선모충(*Trichinella spiralis*)을 기술하였고 선모충증(trichinosis)과 그 기생충의 성상을 암시하는 것이라고 썼다.

1847 비엔나의 프리드리히 야코브 헨레(Friedrich Jacob Henle)는 위 누공이 있는 환자를 연구하였다. 그는 누공을 통해서 환자에게 식이를 주기 위하여 위 속의 온도를 처음으로 측정하였고 유문부의 크기를 측정하고 식사 때마다 생기는 침(saliva)의 분비량을 측정하였다.

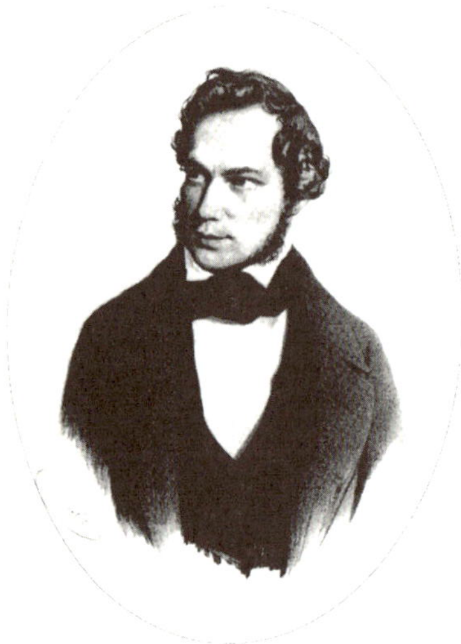

Friedrich Jacob Gustave Henle
(1809 – 1885)

1848 헨리 한콕(Henry Hancock)은 런던의 채링 크로스 병원(Charing Cross Hospital)의 외과의사로서 충수 농양(appendix abscess)에 의한 복막염 환자에게 처음으로 수술을 하였다.

1848 클로드 베르나르(Claude Bernard)는 파리의 생리학자로 간에서 만들어지는 전분과 유사한 물질을 "글리코겐(glycogen)"이라고 이름을 지었다. 1849년에는 간의 글리코겐 같은 기능인 촉매 작용을 처음으로 연구하고 발간하였다.

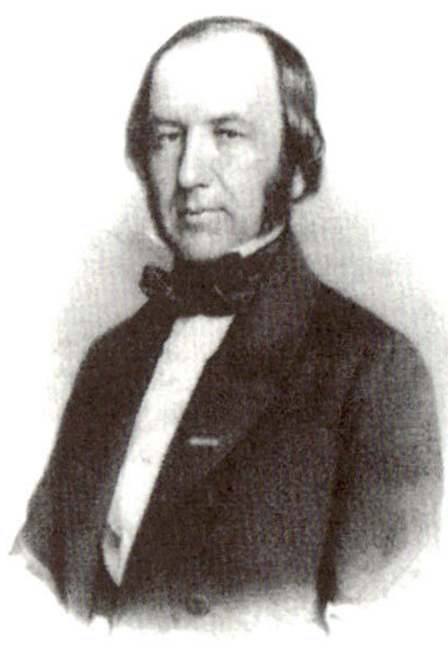

Claude Bernard
(1813 – 1878)

1848 코르넬리우스 A 페켈하링(Cornelius A Peckelharing) 출생. 우트렉트(Utrecht) 에서 온 생리학자인 그는 보조식품 물질(vitamins)의 존재를 처음으로 시사하였다.

1848 빈센스 A 복달레크(Vincenz A Bochdalek)는 횡격막의 왼쪽 후측면 관에 남아 있는 부분을 통하여 생긴 선천성 탈장을 기술하였다(복달레크 탈장; Bochdalek hernia).

1848 조지 라이어선 파울러 (George Ryerson Fowler) 출생. 그는 뉴욕의 외과의사로 복막염 환자인 경우에 골반내로 체액이 흐를 수 있도록 머리를 올리게 하는 체위를 기술하였다(파울러 체위, Fowler position).

1849 M 오베르스트(M Oberst) 출생. 독일 외과의사인 그는 복수를 뽑기 위하여 복부로 융기된 피부관을 만들어 복수에 대한 수술을 하였다.

1849 런던의 가이 병원(Guy's Hospital)의 내과 의사, 토머스 애디슨(Thomas Addison)은 악성 빈혈을 기술하였다(Addison 빈혈).

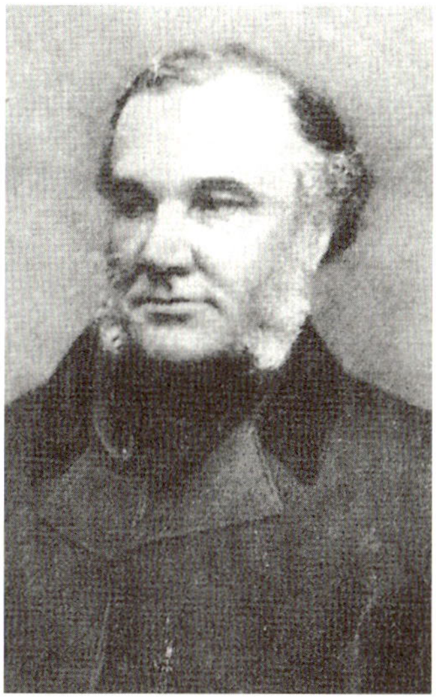

Thomas Addison
(1793 – 1860)

1850 안톤 뵐플러(Anton Wölfler) 출생. 프라하 출신의 내과의사인 그는 뵐플러 수술법을 창안하였다. 즉 유문부 폐색이 있는 환자에게 위와 십이지장의 원위부 사이를 개방시키는 수술이다.

1850 샤를 로베르 리세(Charles Robert Richet) 출생. 프랑스 생리학자이며 노벨상 수상자(1913)인 그는 혈청 치료법에 관한 선구자이고 또한 소화, 동통과 근육 수축에 관하여 연구하였다.

1850 대니얼 엘머 샐먼(Daniel Elmer Salmon)출생. 미국의 수의학자로 장티브스, 즉 그에게 명예를 가져온 살모넬라(salmonella)를 포함하여 그람 음성 막대기 모양 세균(gram negative rod–shaped bacteria)을 기술하였다.

1850 윌리엄 해리슨 크립스(William Harrison Cripps) 출생. 영국 외과의사인 그는 1880년 엉덩뼈 부위에 결장창냄수술(colostomy)방법을 고안하였다(Cripps operation).

1850 조지 마틴 코버(George Martin Kober)출생. 장티브스를 보고하고 파리가 질병의 매개체라고 지적한 미국의 개척자로 산업 보건의 선구자다.

1850 모리츠 누스바움(Moritz Nussbaum) 출생. 그는 독일의 본(Bonn)대학교 조직학 학자 겸 교수로 위유문 샘의 누스바움 세포(Nussbaum cell)를 기술하였다.

1851 테오도르 빌하르츠(Theodor Bilharz)는 방광주혈흡충증(bilharzia)의 원인이 방광주혈흡충(*Schistosoma haemotobium*)을 발견하였다.

1851 전립샘의 암과 비대의 감별은 아일랜드의 외과의사인 존 애덤스(John Adams)가 하였다.

1851 찰스 벤트 볼(Charles Bent Ball)출생. 아일랜드 더블린의 외과의사인 그는 1887년에 발간한 저서인 "직장과 항문병의 치료(*The Rectum and Anus, their Diseases and Treatment*)"에서 직장판막을 기술하고, 가려움증의 경감을 위한 수술을 고안하였다.

1851 앙드레 상태메스(André Chantemmesse) 출생. 프랑스의 미생물학자로서 장티브스 독소, 항 장티브스 혈청과 이질 세균을 분리하는 연구를 하였다(1888년).

1851 칼 루드비히(Karl Ludwig)와 C 란(C Rhan)은 침샘의 분포를 발견하였다.

1852 요세프 디스(Joshep Disse) 출생. 독일의 해부학자로 간속에 굴주위공간(perisinusoidal space)을 기술하였다(Disse space).

1852 데이비드 드러먼드(Sir David Drummond)경 출생. 영국의 의사인 그는 벽측복막의 표면이 거칠어져서 유착을 촉진시키는 원인이 되는 복수에 대한 수술을 고안하였다.

1852 에두아드 빅토르 알프레드 크뉘(Edouard Victor Alfred Quenu) 출생. 파리의 외과병리교수로서 항문의 점막에 있는 림프 얼기(plexus)계열을 기술하였다.

1853 한스 C J 그람(Hans C J Gram)출생. 덴마크의 내과의사로 악성빈혈(pernicious anemia)에서 비정상적인 큰 적혈구(macrocyte)의 발생을 처음으로 알았고 간 질환에 의한 황달도 보고하였다.

1854 찰스 에드워드 비버(Charles Edward Beevor) 출생. 영국의 신경학자로 하부 직장 복부 근육의 마비로 배꼽이 상부로 이전되는 것을 기술하였다(Beevor sign, 비버 소견).

1854 콜레라의 원인 균인 비브리오 콜레라에(*Vibrio cholerae*)에 관한 보고는 이태리의 해부학 교수인 피사(Pisa)의 필립포 파치니(Fillippo Pacini)가 하였다.

1854 케사르 A 폰 람도(Caesar A von Ramdohr) 출생. 미국의 외과의사로 장 문합술 때에 분리된 장이 아랫부분으로 밀려서 함입된 것을 봉합하는 법을 고안하였다(Ramdohr suture).

1854 니콜라이 쿨치츠키(Nicoli Kulchitsky) 출생. 러시아의 조직학자로 리버퀸 막힌틈(Lieberkühn crypsis)사이에 argentaffin cell(은친화성 세포)인 Kulchitsky cell을 기술하였다.

1856 제이콥 프랭크(Jacob Frank) 출생. 시카고의 내과의사로 간 경변증 환자 중에는 혈액 응고 시간이 늦은 예들이 있다고 기술하였다.

1857 스웨덴의 내과의사 페테르 H 말름스텐(Peter H Malmsten)은 대장에 기생하는 원충인 발란티디움 콜리(*Balantidium coli*)를 발견하였다.

1857 폴란드, 브로츠와프의 외과의사인 알브레흐트 폰 미들레도르프(Alberecht von Middledorf)는 식도 종양을 수술하였다.

1857 프라하의 병리해부학 교수인 벤첼 트레이스츠(Wenzel Treitz)는 십이지장-공장의 오목하지 함요(recess; Treitz hernia)를 통하여 후복막 탈장과 십이지장의 현수인대(suspensory ligament; Treitz ligament)를 기술하였다.

1857 관장에 사용하는 힉긴슨 주입기, 끝이 가늘게 된 호스(nozzle), 고무로 된 저장통(rubber reservoir)과 펌프를 사용하는 방법은 영국의 외과의사, 알프레드 힉긴슨(Alfred Higginson)이 고안하였다.

1858 알렉산더 두에인(Alexander Duane) 출생. 그는 뉴욕의 안과의사로 외측직근(external rectus)활차(pully)의 선천성 섬유증을 기술하였다(Duane 증후군).

1858 위창냄술(위루술, gastrostomy)은 런던은 가이 병원의 존 쿠퍼 포레스터(John Cooper Forester)가 영국에서 소개하였다

1858 독일의 해부학자 후베르트 폰 루슈카(Hubert von Luschka)는 담낭벽에 비전형적인 담관을 기술하였다(Luschka 샘). 1861년에 결장 용종증을 기술하였다.

1859 간의 낫 모양의 인대에 사페(Sappey)정맥얼기는 파리의 해부학자 마리 P C 사페(Marie P C Sappey)가 기술하였다.

1859 결장의 염증은 가이 병원(Guy's Hospital)의 새무얼 윌크스(Samuel Wilks)가 장 결핵, 막창자염(cecitis), 맹장염(typhiltis), 결장염과 유행성 이질로 분류하였다.

1859 위 누공의 치료로 처음 시행한 수술은 독일의 브레슬라우의 알브렉트 테오도르 폰 미델도르프(Albrect Theodor von Middeldorf of Breslau)가 시행하였다.

1859 위궤양에 의한 토혈은 런던의 성 토마스 병원(St. Thomas' Hospital)의 내과의사인 윌리엄 브린튼(William Brinton)이 그의 저서 "위 질환(*Diseases of the Stomach*)"에 기술하였다.

1860 프라하의 내과의사, 비템 람블(Vittem Lamble)은 작은 창자의 원충기생충인 람불편모충(*Giardia lamblia*)을 발견하였다.

1860 구리(copper) 대사의 이상이 원인이 되어 생긴 간 경변증을 동반한 가족성 간 질환과 구리(copper)대사의 장애가 원인이 되어 생긴 간 렌즈핵 변성(hepatolenticular degeneration 혹은, Kinnier Wilson병), 불수의(involuntary) 운동이 있는 질환을 프리드리히 폰 프레릭스(Friedrich von Frerichs)가 기술하였다. 1861년에는 담석과 암과의 연관성을 그의 저서인 "간 질환의 임상적인 치료(*Clinical Treatise on Disease of the Liver*)"에서 기술하였다.

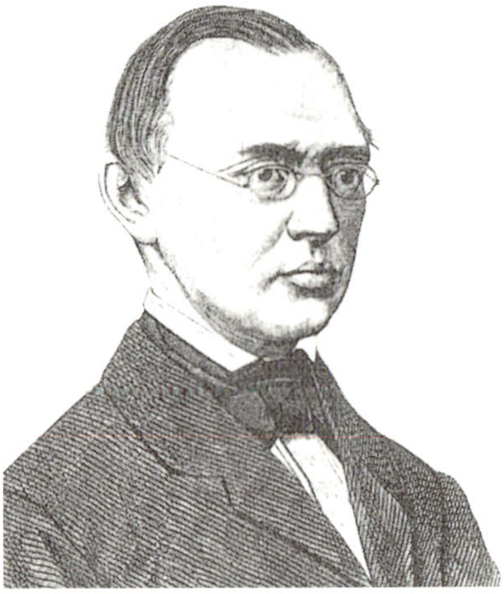

Fredrich von Frerichs
(1819 – 1885)

1861 폴란드의 츠라코브(Cracow)의 해부학교수인 루드비크 C 테이흐만–스타아비아르스키(Ludwig C Teichmann–Stawiarski)는 심부와 표층부의 림프얼기를 위벽(Teichmann plexus)에서 발견하고 기술하였다.

1861 삼키는 작용(연하작용) 때에 유스타키오 관(Eustachian tube)의 역할을 런던의 성 매리 병원(St. Mary Hospital)의 제 1 청각외과 의사인 조세프 토인비(Joseph Toynbee)가 기술하였다.

1861 스코트랜드의 외과의사 제임스 사임(James Syme)은 식도창냄수술(esophagotomy)을 위한 최초의 기록된 시술을 하였고 식도에 박힌 양고기뼈를 제거하는 수술도 하였다.

1861 위에 대한 미주신경과 경부(목)교감신경의 작용을 실험적으로 연구한 사람은 런던의 성 매리병원(St. Mary Hospital)의 생리학교수인 오거스터스 볼니 월러(Augustus Volney Waller)였다.

1861 후고 본 펠레키(Hugo von Feleki) 출생. 항가리의 비뇨기과 의사인 그는 전립샘 마사지를 위한 기구를 고안하였다(Feleki instrument).

1862 헨리 스미스(Henry Smith) 출생. 인도의학 서비스(Indian Medical Service)의 영국 외과의사로 치핵 치료에 클램프(clamp)와 소작기(cautery)를 고안하였다.

1862 맬컴 라 샐 해리스(Malcom La Salle Harris) 출생. 시카고의 외과의사로 횡행결장을 건너서 담낭에서 낭종간으로 가는 복막의 주름(추벽, fold)으로 구성되는 간, 십이지장 밴드(band)를 기술하였다(Harris band).

1862 위장관의 점막하층에 있는 마이스너 층(Meissner plexus)은 독일 괴팅겐(Göttingen)의 생리학 교수인 게오르그 마이스너(Georg Meissner)와 독일의 레오폴드 아우엘바흐(Leopold Auerbach)가 기술하였다.

1864 다비데 지오르다노(Davide Giordano) 출생. 이태리의 외과의사로 총수담관의 개구부(opening)에 십이지장으로 가는 곳에 있는 괄약근(조임근)을 기술하였다(Giordano sphincter).

1865 프랑스 내과의사 아르망 트루소(Armand Trousseau)는 피부, 간과 기타 장기에 철이 쌓인 상태로 색소 침착을 가져오고 간경변증과 당뇨병(bronze diabetes; 청동색 당뇨병)이 온 것을 기술하였다. 1889년에 프레드리히 폰 레클링하우젠(Fredrich von Recklinghausen)이 혈색소증(hemochromatosis)이라고 이름을 지었다.

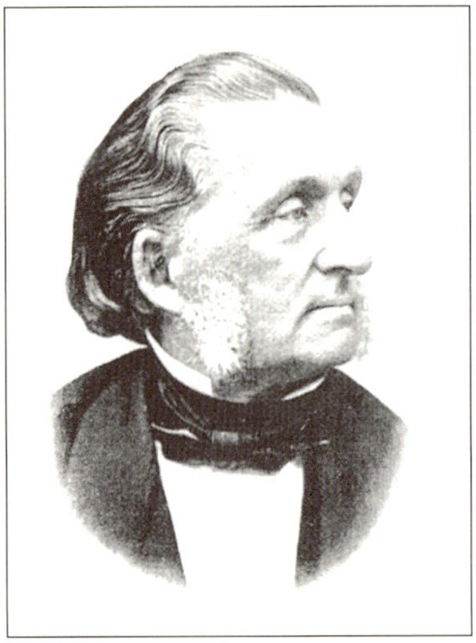

Armand Trousseau
(1801 – 1867)

1865 독일의 생리학자 칼 폰 포이트(Karl von Voit)는 음식이 에너지로 전환되는 과정을 처음으로 보여주었다.

1865 벨기에의 내과의사 루드비히 티리(Ludwig Thiry)는 연구목적으로 장액을 얻기 위하여 실험적인 장 누공(Thiry–Vella fistula)을 개발하였다.

1865 아돌프 슈미트(Adolf Schmidt) 출생. 독일의 할레(Halle) 출신의 내과의사인 그는 수은염화물로 대변 속의 담즙을 검출하는 수미트 검사(Schmidt test)를 개발하였다.

1866 샤르르 쥘 앙리 니콜(Charles Jules Henri Nicolle) 출생. 튀니스(Tunis)의 파스퇴르 연구소(Pasteur Institute)의 소장이 된 프랑스 내과의사로 발진지프스의 매개물이 사람의 몸이(louse, 蝨)라고 증명하여 1928년 노벨상을 받았다.

1866 알빈 람보테(Albin Lambotte) 출생. 벨기에의 외과의사로 위궤양 수술을 처음 시행한 사람 들중에 한 명이다.

1866 비엔나의 이비인후과 의사들인 F 제메레더(F Semeleder)와 칼 스토에르크(Karl Stoerk)는 식도를 관찰하려고 시도하였다.

1866 척수매독(tabetic syphilis) 환자에서 발작성인 격심한 복통을 가진 환자에서 척수성 위통 발작(tabetic gastric crisis)은 파리의 조르쥬 델마레(Georges Delmarre)가 기술하였다.

1866 아서 키이스(Sir Arthur Keith)경 출생. 스코트랜드의 해부학자로 14예의 식도 폐쇄증을 포함한 외과적 치료에 많은 공헌을 하였다.

1867 인디아나폴리스의 존 S 보브(John S Bobb)는 담석을 제거하기 위하여 처음으로 담낭절제술을 시행하였다.

1867 하이델베르크의 외과의사 아돌프 쿠스마울(Adolf Kussmaul)은 유문부 협착으로 인한 위 확장에 펌프를 사용하였고, 위식도경검사를 처음으로 시도하였다.

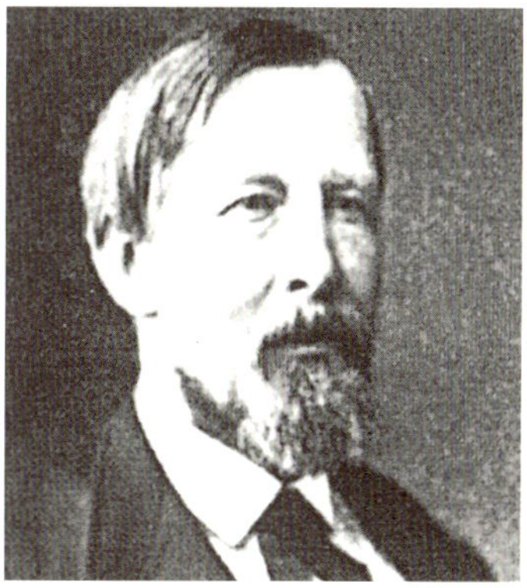

Adolf Kussmaul
(1822–1902)

1867 뉴욕의 외과의사 윌라드 파커(Wilard Parker)는 충수농양에 의한 최대 둔탁(dullness)부위에 푸파트 인대(poupart ligament)에 평행해서 절개(parker incision)를 기술하고 미국에서는 충수염 환자에게 처음으로 수술을 하였다.

1868 망원경의 쇠로 된 튜브를 이용한 초기의 식도경은 루이즈 발덴부르크(Louis Waldenburg)가 고안하였다.

1868 자베스 N 잭슨(Jabez N Jackon) 출생. 캔사스의 해부학 교수로 맹장의 복막부착과 우측 복벽(Jackson membrane 잭슨 막)이 있다고 기술하였다.

1868 파리의 쟝 쇼보(Jean Chauveau)는 결핵성 물질을 삼켰을 때 장에 궤양을 일으키는 것을 동물 실험으로 보여 주었다(intestinal tuberculosis; 장 결핵).

1868 위의 공명(resonance)을 겉으로 나타나게 하는 가슴위 영역(Traube space)을 처음으로 기술한 것은 베를린의 내과의사인 루드비히 트라우베(Ludwig Traube)다.

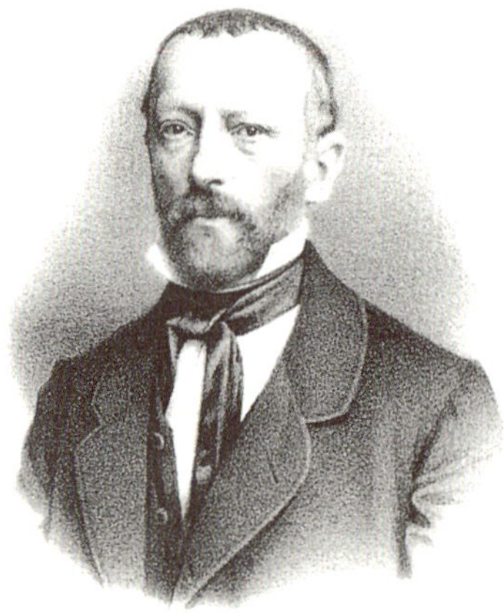

Ludwig Traube
(1818 – 1876)

1868 쾨니스베르크 출신의 생화학자인 막스 야페(Max Jaffe)는 1871년 소변과 장에서 유로빌린(urobilin)을 검출하는 것을 포함한 몇 가지 생화학적 수기를 소개하였고 1872년에도 소변에서 인디칸(indican)을 분리하였다.

1869 베를린의 병리학자인 파울 랑게르한스(Paul Langerhans)는 인슐린을 생성하는 췌장의 섬을 기술하였다(islet of Langerhans).

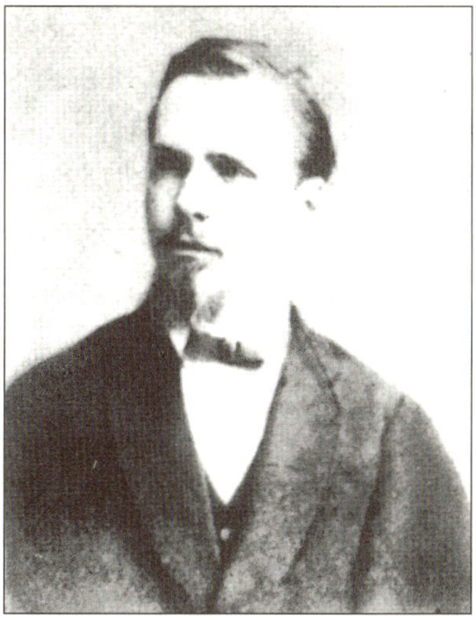

Paul Langerhans
(1847 – 1888)

1869 니콜라스 C 파울레스코(Nicholas C Paulesco) 출생. 루마니아의 내과의사로 당뇨병과 췌장의 병변에서 원인적인 상관관계를 지적하였다.

1869 아르투르 비에드르(Arthur Biedl) 출생. 독일의 내과의사로 내장 중추를 내장 장기의 신경 지배에 관하여 연구하였다.

1869 런던의 가이 병원(Guy's Hospital)의 찰스 H 파기(Charles H Fagge)는 장간막 뿌리 근위부까지 십이지장의 팽대된 위 장간막 폐쇄증(gastromesenteric ileus; 장 폐쇄의 형태)에 관하여 기술하였다.

1870 독일의 하인리히 쿠인케(Heinrich Quincke)는 간동맥의 동맥류를 관찰하였다.

1870 스코트랜드의 에딘버러에 토머스 아난데일(Thomas Annandale)은 gastrostomy(위루술, 위창냄술)로 치료한 장 폐쇄의 한 예를 보고하였다.

1870 식도 협착에 위 창냄술을 처음으로 시행한 사람은 미국의 프랭크 F 모리(Frank F Maury) 였다.

1870 새무얼 구드윈 간트(Samuel Goodwin Gant) 출생. 뉴욕의 외과의사로 치핵절제술(hemorroidectomy)에 각이 진(angled) Gant의 꽉 집게(clamp)인 클램프를 고안하였다.

1870 프랑스의 내과의사 조르쥬 디욀라후아(Georges Dieulafoy)는 폐렴의 합병증으로 생긴 위궤양을 기술하였다(Dieulafoy 병).

1871 명성이 높은 런던의 외과의사인 조나단 허친슨(Sir Jonathan Hutchinson)경은 초생아에 생긴 창자겹침증(intussusception, 중첩증)을 성공적으로 수술하였다.

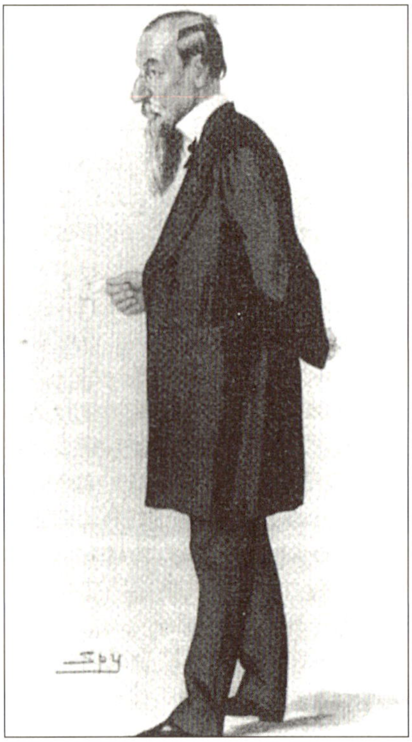

Sir Jonathan Hutchinson
(1828 – 1913)

1871 발터브르크(Walderburg)는 그가 고안한 2개의 망원경 철제 튜브를 이용하여 식도경을 만들었고, 스토에르크(Stoerk)는 비엔나의 내과 학회에서 이것을 전시하였다.

1872 간의 심낭성 의사성 경변증과 일반적인 간 경변증과의 감별을 한 사람은 오스트리아의 내과의사인 하인리히 폰 밤베르커(Heinrich von Bamberger)였다.

1872 비엔나의 외과의사, 데오돌 빌로트(Theodor Bilroth)는 처음으로 사람의 식도를 절개하였다. 1881년에는 유문부 암에 대한 원위부 부분위 절제술을 성공적으로 시행하였다. 빌로트 수술, Billoth operation Ⅰ과 Ⅱ

1873 식도폐쇄가 없는 기관지-식도누공은 필라델피아의 D S 램(D S Lamb)에 의하여 인지되었다.

1873 베를린의 세균학자, 데오도르 A E 클레브스(Theodor A E Klebs)와 F 모슬러(F Mosler)는 각각 장의 병변이 기원이 되어 폐에 결핵성 동공(tuberculous cavities)을 독립적으로 알게 되었다.

1873 J 모리츠 블룸베르크(J Moritz Blumberg) 출생. 독일의 외과의사 겸 부인과 의사로서 복막염증을 의미하는 반동 압통(rebound tenderness)을 기술하였다(Blumberg sign ; 블룸베르크 소견).

1873 조지 드레이어(George Dreyer) 출생. 영국의 병리학자로 장티브스가 파라티브스 진단에 Widal test(위달 시험)의 변형식을 소개하였다(Dreyer test).

1874 독일의 빌리 퀴네(Willy Kühne)는 조직병리학자로 췌장에 단백분해 효소로서 트립신(trypsin)을 확인하였다.

1875 빅토르 아노 (Victor C Hanot)는 프랑스의 내과의사로 담즙성 간경변증(Hanot 병)과 간의 기타 다른 병을 기술하였다.

1875 독일의 내과의사, 프레드리히 뢰쉬(Fredrich Lösch)는 이질 아메바(*Entamoeba histolytica*)를 발견하였다.

1876 간의 모세혈관의 내피에서 볼 수 있는 포식세포성 성질을 가진 별세포(stellate cell; Kupffer cells)는 쾨니히스베르크의 해부학자 칼 W 쿠퍼(Karl W Kupffer)가 기술하였다.

1876 알프레드 어네스트 바클리(Alfred Ernest Barclay) 출생. 맨체스터의 방사선학자로 십이지장 궤양 분화구(crater)속에 바리엄(barium)이 돌출융기가 되어 있는 Barclay niche(오목)를 기술하였다.

1876 칼 고스타 아브람손 포르셀(Carl Gosta Abrahamson Forssell) 출생. 스웨덴의 방사선과 의사로 유문 전정부에 포르셀 관(Forssell sinus)을 기술하였다.

1876 프랑스의 내과의사로 중국에서 일했던 루이 노르망(Louis Norman)은 장 기생충인 회충, *Strongyloides stercoralis*(분선충)을 처음으로 기술하였다.

1876 프랑스의 탁월한 신경학자인 장 마르텡 샤르코(Jean Martin Charcot)는 담관 내에 박혀있는 담석으로 인한 발열을 식별하였다.

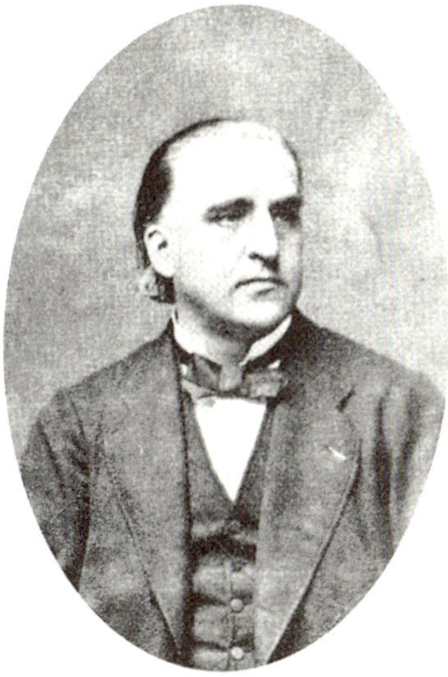

Jean Martin Charcot
(1825 – 1893)

1877 러시아의 생리학자, 니콜라이 V 에크(Nicolai V Eck)는 간과 연관된 신체의 대사를 연구하기 위하여 선구적인 수술을 하였다. 또한, 하대정맥과 간정맥의 문합술을 기술하였다(Eck fistula).

1877 독일의 화학자, 로베르트 울츠만(Robert Ultzmann)은 소변에서 담즙소를 검출하기 위한 시약으로 칼리움 수산화물을 사용하여 울츠만 검사(Ultzmann test)를 창안하였다.

1878 스웨덴의 외과의사, 아돌프 린드스테트(Adolf Lindstedt)와 요한 발드스트롬(Johan Wäldstrom)은 창자꼬임(장염전)을 수술하였다.

1878 독일의 외과의사인 리카르트 폰 폴크만(Richard von Volkmann)은 직장암을 절개하였다.

1878 매사추세츠 출신의 미국 외과인 헨리 올란도 마시(Henri Orlando Marcy)는 탈장의 외과적 치료에서 무균봉합(antiseptic suture)을 소개하였다.

1879 프랑스의 외과의사 쥘 팡(Jules Pean)이 유문부 암을 절개하고 십이지장과 축방향(axial)으로 문합술을 시행했다. 그는 1875년에 피를 멈추기 위하여 꽉집게 겸자(clamp forcep)를 고안하였다.

1879 독일의 외과의사인 칼 J A 랑겐부흐(Carl Langenbuch)는 처음으로 십이지장 절개술을 하였다. 1882년에는 담낭을 성공적으로 적출하였다.

1879 베를린의 외과의사, 칼 에발트(Karl Ewald)는 소화기학에 대한 교과서를 처음으로 발간하였다.

1880 천공성 소화성 궤양의 수술을 처음으로 시행한 사람은 오스트리아의 외과의사 요한 폰 미쿨리츠-라데키(Johan von Mikulicz-Radecki)다.

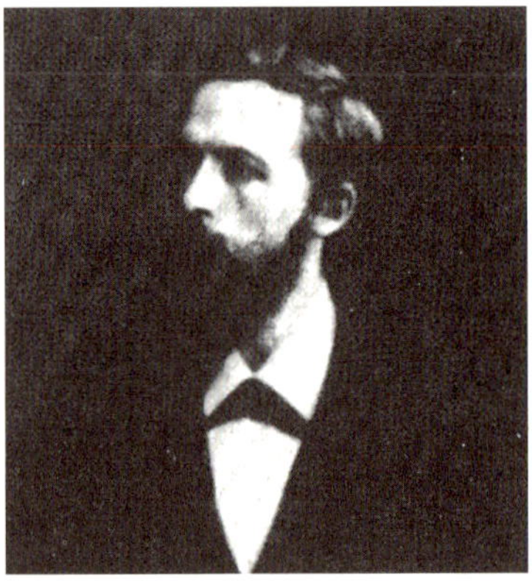

Johan von Mikulicz-Radecki
(1850-1905)

1880 레지날드 H 피츠(Reginald H Fitz)는 보스턴의 외과의사로 막창자꼬리의 염증과 천공이 있을 때의 증상과 증후를 기술하였고 이를 충수염(appendicitis)이라고 이름을 지었다.

1880 영국의 내과의사인 새무얼 펜위크(Samuel Fenwick)는 악성 종양 때에 위에 원발성 위축이 있다는 것(Fenwick 병)을 기술하였다. 그리고 충양돌기의 천공과 농양 형성을 보고하였다.

1880 베를린의 화학자인 레오폴트 잘코우스키(Leopold Salkowski)는 소변에서 담즙 색소를 찾는 검사를 창안하였다.

1880 영국의 외과의사 모렐 맥켄지(Sir Morel Mackenzie)경은 선천성 식도폐쇄에 관하여 초기와 대단히 큰 계열 중에 하나를 보여주었는데, 그는 벌려진 거울형 식도경을 고안하였다.

1880 독일의 내과의사 율리우스 우펠만(Julius Uffelmann)은 염화철과 페놀을 시약으로 하여 위액 내에 젖산을 검출하는 Uffelmann 검사를 고안하였다.

1880 독일 생리학자, 칼 후고 크뢰네커(Karl Hugo Krönecker)는 삼키는 운동(act of deglutition)을 포함한 반사에 관하여 기술하였다.

1880 장염의 원인균인 *Salmonella typhi*는 독일 Halle의 병리학자인 칼 요세프 에버트(Carl Joseph Eberth)가 발견하였다.

1881 간 절개술은 영국의 로버트 로슨 태이트(Robert Lawson Tait)가 소개하였다.

1881 추리히와 비엔나의 외과교수인 데오도르 빌로트(Theodor Billroth)가 부분 위 절제를 처음 성공적으로 수행하였다.

1881 토머스 아디스(Thomas Addis) 출생. 스코틀랜드 출생의 미국 내과의사로 담즙 색소 대사 연구에 공헌을 하였다.

1881 앨런 O 휘플(Allen O Whipple)은 뉴욕의 외과의사로 췌장 암에 근치적인 췌십이지장 절제술(radical pancreatoduodenectomy)을 시행하였다.

1881 위궤양에 처음으로 성공한 절제는 폴란드의 외과의사인 루드비크 리디기에(Ludwik Rydygier)가 시행하였다.

1881 이탈리아 생리학자인 루이지 벨라(Luigi Vella)는 위벽을 고정시키고 2개의 장소에 장을 분리하여 인공적인 누공을 만드는 시술을 하였다(Thiry–Vella fistula).

1881 프라하의 외과의사인 안톤 벨플러(Anton Wölfler)는 유문 폐쇄를 위한 수술로 Wölfler의 위 십이지장창냄술(gastroduodenostomy)을 고안하였다.

1882 이태리의 내과의사인 귀도 반티(Guido Banti)는 비장 종대와 빈혈로 간경변증과 복수를 가져오는 Banti병으로 알려진 증후군을 기술하였다.

1882 필립 C E 고쉐(Philippe C E Gaucher)는 프랑스의 내과의사로 크고 창백한 세포들을 가진 세레브로시드(cerebroside) 대사에 이상으로 온다는 것을 기재하였다(Gaucher; 고쉐 병).

1882 담낭과 장(담낭창자–결술)사이에 외과적 루공을 만드는 것은 뮨헨의 외과의사인 요한 N 폰 뉘스바움(Johann n von Nüssbaum)이 시사하였다.

1883 소변속에 담즙색소를 검출하는 엘리히(Ehrlich) 검사는 독일 병리학자로 노벨상을 수상한 파울 엘리히(Paul Ehrlich)가 창안한 것이다.

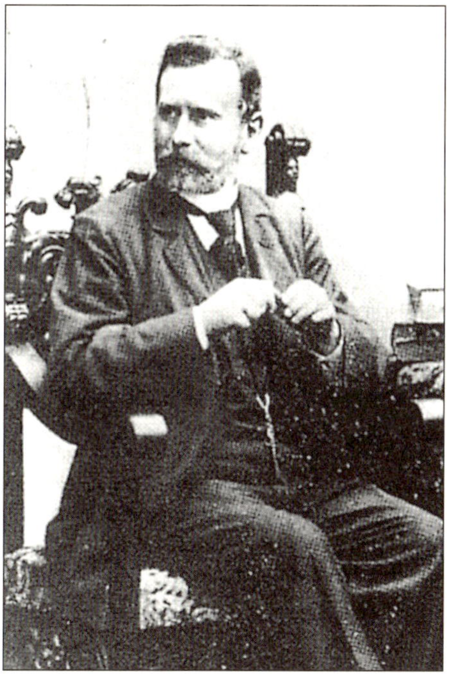

Paul Ehrlich
(1854 – 1915)

1883 파리의 매독학 학자(syphiologist)인 쟝 푸르니에(Jean Fournier)는 당뇨병 환자의 음낭과 회음부(perineum)에 전격적으로 생긴 괴저(gangrene)에 그의 이름을 붙혔다.

1884 프랑스의 내과의사 샤르르 J 부사르다(Charles J Bouchardat)는 1887년에 급성 위확장(gastric dilatation)과 자가중독(autointoxication)을 기술하였다.

1884 미국의 생리학자 칼 H 크뢰네커(Karl H Krönecker)와 새뮤얼 J 멜처(Samuel J Meltzer)는 인간에서 식도운동 계측기(esophageal motility manometry)로 연구하였다.

1884 신시나티의 피니 S 코너(Phineas S Conner)가 위 절제를 완전한 절제(complete resection)로 수행하였으나 성공하지 못하였다.

1884 살모넬라 타이피(*Salmonella typhi*)의 순수 배양은 하노버(Hannover) 출신의 독일 세균학자 게오르그 테오도르 가프키(Georg Theodor Gaffky)가 하였으며, 그는 또한 장티프스의 원인을 제시하였다.

1884 염산과 연관된 신경성 디스펩시아(nervous dyspepsia)는 독일 내과의사 미카엘 요세프 로스바흐(Michael Joshep Rossbach)가 기술하였다(Rossbach 병).

1885 독일의 세균학자인 테오도르 에세리히(Theodor Escherich)가 소아의 감염에서 에세리키아 콜리(*Escherichia coli*)세균을 처음으로 설명하였다.

1885 스페인의 미생물학자, J 페란(J Ferran)이 스페인에서 창궐하였던 콜레라(cholera)에 대한 대규모 면역요법(large-scale immunization)을 처음으로 시도하였다.

1885 브레멘(Bremen)의 내과의사 뤼르만(Lürman)은 전염성 혈청성 간염(epidemic serum hepatitis)을 기술하였다.

1885 베를린의 내과의사인 이스마르 보아스(Ismar Boas)가 처음으로 소화기병 클리닉을 개원하였다. 그는 급성 담낭염 때 우측 어깨뼈 뒤쪽 아래 9-11번째 늑골에 오는 감각과민을 기술하였다(Boas sign).

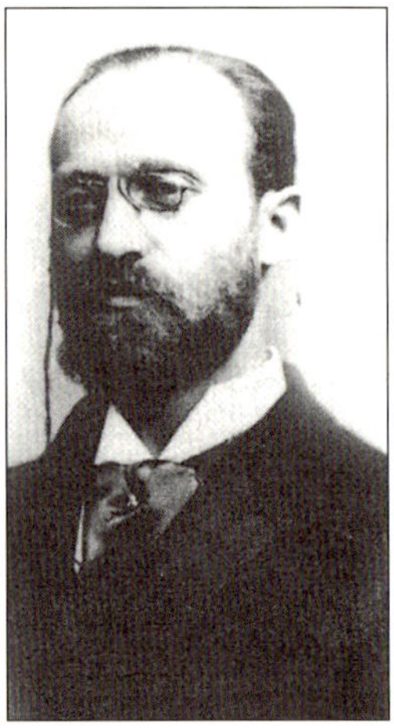

Ismar Isidor Boas
(1858-1938)

1885 신경쇠약과 연관된 내장 하수증(enteroptosis)에서 하부로 전위된 것(글레나르 증후군: Glenard Syndrome)을 프랑스 내과의사인 프란츠 글레나르(Frantz Glenard)가 기술하였다.

1885 결장의 만성 재발성 결장염을 런던의 윌리엄 올친(Sir William Allchin)경이 결장의 급성 확장성 궤양(acute extensive ulcerations of the colon)이라고 하였다.

1885 베를린의 소화기병학자인 칼 A 에발트(Karl A Ewald)는 위 속으로 삽관(intubation)을 하여 위 분비물을 분석하였으며 에발트 시험 식이(Ewald test meal)를 고안하였다.

1886 베니스의 외과의사, 빅토르 폰 카커(Victor von Kacker)는 위창냄술 방법을 기술하였다.

1886 독일의 외과의사 발터 H 하이네케(Walther H Heineke)는 유문부를 세로로 절개하여 가로(橫)로 봉합하는 수술법(하이네케–미쿨리츠 수술; Heineke–Mikulicz operation)을 고안했다.

1886 뉴욕의 외과의사 리처드 홀(Richard Hall)은 천공된 충양돌기를 제거한 후에 소생된 환자의 예를 처음으로 보고하였다.

1886 그리스의 내과의사, 스테파노 코르툴리스(Stephano Kortulis)는 열대성 간 농양에서 아메바 기생충(*Entamemba histolytica*)을 분리하였다.

1886 찰스 F M 세인트(Charles F M Saint)가 출생. 남아프리카의 내과의사인 그는 쓸개병, 게실증, 식도(열공탈장, hiatus hernia) 병변을 동반한 예를 세인트 3 징후(Saint's triad)라고 하였다.

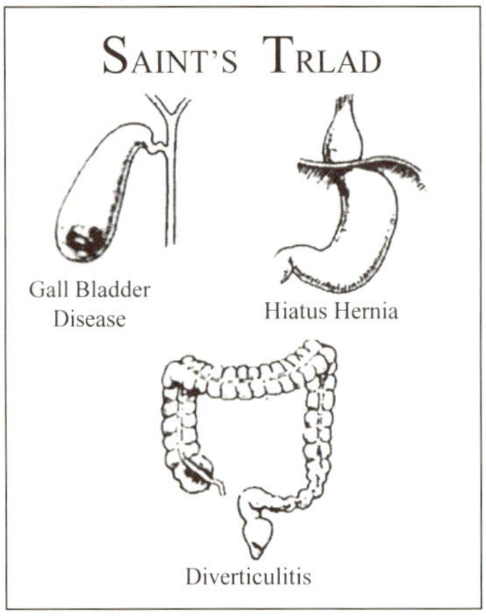

Saint's Triad

1887 윌리엄 헤니지 오자일비(Sir William Heneage Ogilvie)경 출생. 가이 병원(Guy's Hospital)에 런던 외과의사인 그는 나이든 환자들에서 대장에 생긴 기능적 폐쇄(functional observation)를 기술하였다–Ogilvie 증후군.

1887 충수염에 대한 처음으로 선택적이고 성공적으로 한 수술은 미국의 외과 의사인 토머스 조지 모턴(Thomas George Morton)이 시행하였다.

1887 상트 페테르스부르크(St Petersburg)의 M 다비도프(M Davidoff)와 폴란드의 브레슬라우(Breslau)의 해부학자인 요세프 파네트(Joseph Paneth)는 작은 창자의 점막에 있는 파네트 세포(Paneth cell)를 각각 별개로 기술하였다.

1887 뷜츠베르크(Würzberg) 출신의 해부학자 필립 스토르(Phillip Stohr)가 유문부 위샘에서 스토르 세포(Stohr cell)를 명명하였다.

1887 이탈리아의 의학생이었던 루제로 오디(Ruggero Oddi)는 담도 괄약근을 기술하였다.

1888 미국의 외과의사로 외과영역에서 방사선을 이용하는 선도자인 니콜라스 센(Nicholas Senn)은 장문합술에 Senn 골판(bone plate)을 고안하였다.

1888 성 바톨로뮤 병원(St Bartholomew's Hospital)의 내과의사인 새뮤얼 기(Samuel Gee)는 소아 지방변증(celiac disease)을 기술하였다.

1888 리용(Lyons)의 내과의사, 루이 바르(Louis Bard)는 위암에서 폐로 전이된 것을 바드-픽 증후군(Bard-Pic Syndrome)이라고 명명하였다.

1888 프라하와 비엔나의 외과의사였던 카렐 마이들(Karel Maydl)이 잘록창자창냄술; 인공항문성형술(colostomy)을 처음으로 성공시켰다.

1888 오스트리아의 내과의사인 아우구스트 가엘트너(August Gaertner)는 고기중독(meat poisoning)의 원인으로 바실루스 엔테리티디스(*Bacillus enteritidis*) (후에 살모넬라 엔테리티디스; *Salmonella enteritidis*)를 배양, 분리하였다.

1888 영국의 스틸(Steel)은 선천성 식도폐쇄증의 치료로 위창냄술(gastrostomy)을 소개하였다.

1888 독일의 생리학자이며 조직학자인 루돌프 P H 하이덴하인(Rudolf P H Heidenhain)은 위액분비샘의 위벽세포와 중심세포(Heidenhain cell)를 기술하였다. 1878년에는 위액분비를 연구하기 위하여 신경을 제거한(denervated) 위 주머니(pouch)를 기술하였다.

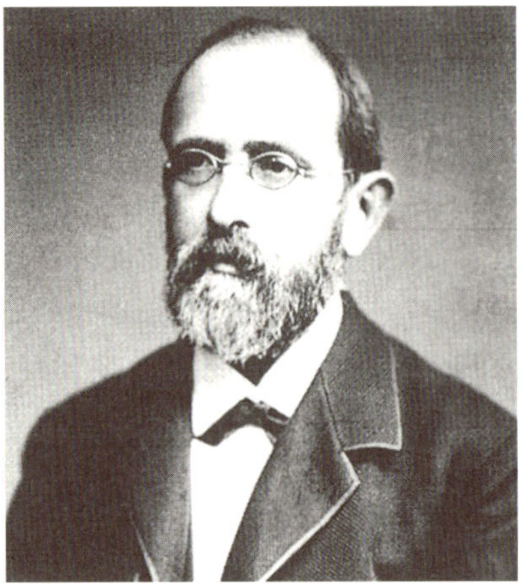

Rudolf Peter Heinrich Heidenhain
(1834 – 1897)

1888 궤양성 결장염(ulcerative colitis)은 런던의 윌프레드 헤일-화이트(Wilfred Hale-White)가 정의하였다.

1888 뉴욕의 외과의사인 헨리 B 샌즈(Henry B Sands)는 충양돌기가 파열되기 전에 성공적으로 제거하였다.

1888 프랑스의 조직병리학자, 피에르 E 메네트리에(Pierre E Ménétrier)는 저단백혈증(hypoproteinemia)을 가진 거대 위추벽 비후(giant gastric rugal hypertrophy), 설사(diarrhea)와 단백-소실 창자병증(protein-losing enteropathy)을 메네트리에 병(Ménétrier disease)으로 기술하였다.

1888 선천성 큰 결장증(congential megacolon; Hirschsprung disease)은 네덜란드의 소아과 의사인 하랄드 히르슛흐스프룅(Harald Hirschsprung)이 처음으로 기술하였다.

1889 뉴욕의 외과의사 찰스 맥버니(Charles McBurney)는 충수염 절제술 때에 섬유를 가로 절개하기 보다 근육층을 따라 복벽을 여는 맥버니 절개(McBurney incision)를 서술하였다. 또한 그는 충수염이 생긴 우측 장골 함몰부에 가장 심한 압통 부위를 지적하여 맥버니 점(McBurney point)이라고 하였다.

1889 부카레스트의 외과의사 토마 조네스코 (Thoma Jonnesco)는 십이지장 후방의 함몰부위를 조네스코 함몰부, 혹은 추벽(Jonnesco fossa or fold)이라고 하였다.

1889 당뇨병을 일으킬 수 있는 췌절제술을 처음으로 전신성 실험으로 보여준 사람은 요세프 폰 메링(Josef von Mering)과 러시아의 병리학자인 오스카 민코우스키(Oskar Minkowski)다.

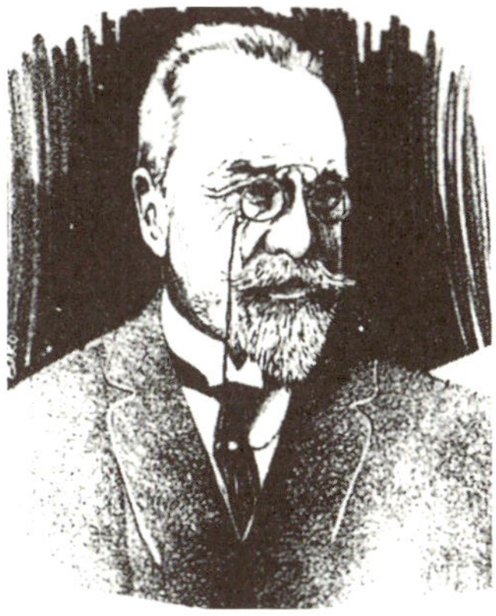
Oskar Minkowsk(1849 - 1908)

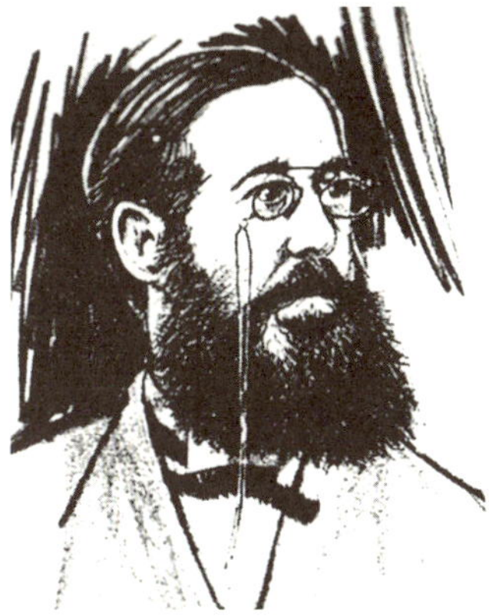
Josef von Mering(1894 - 1908)

1890 스위스의 외과의사인 루드이그 G. 쿠르부아시에(Ludwig G Courvoiesier)는 총수담관에서 담석을 처음으로 제거한 사람 중의 한 명이다. 그는 쿠르부아시에 법칙(Courvoisier Law)을 지정하였는데 담낭 확장을 가진 폐쇄성 황달이 있는 환자는 총수담관에 담석이 있는 경우보다는 종양에 의한 경우가 더 많다는 것이다.

1890 부다베스트의 생리학자의 라슬로 우드란스키(Lászlo Udránsky)는 후르후롤(Furfurol)을 사용하여 담즙을 검출하는 검사를 고안하였다.

1890 빌리 작스(Willy Sachs)는 스위스의 베른(Bern) 출신의 외과의사로 장을 봉합하기 위하여 센(Senn)의 뼈대를 응용하였다.

1890 간 농양의 치료에서 바늘을 이용하여 고름을 뽑아내는 방법을 런던의 브롬프턴 병원(Brompton Hospital)의 외과의사 존 R 고들리 (John R Godlee)가 선구적인 역할을 하였다.

1890 아메바성 이질인 장 질환은 미국의 내과의사, 윌리엄 T 카운설만(William T Councilman)과 헨리 라플러(Henry Lafleur)에 의하여 연구되고 병명이 지어졌다.

1891 미국 데트로이트의 외과의사, 데오도어 맥그로(Theodore McGraw)는 장문합술에 묶음실(ligature)을 사용하는 새로운 방법을 소개하였다.

1891 독일의 외과의사 오스카 빗첼(Oscar Witzel)은 흉곽 절개를 통해서 위창냄술 방법을 기술하였다 (빗첼 수술; Witzel Operation).

1891 파리의 외과의사, 앙리 ACA 아르만(Henri ACA Hartmann)은 담낭관과 연결된 부근의 담낭의 외부주머니를 기술하였다. (아르만 주머니; Hartmann Pouch) 1909년에는 직장상부 혹은 S상 결장종양이 있을 때 이를 제거하고 직장의 잘린 끝을 폐쇄하고 인공 결장 창냄 수술을 하는 법을 기술하였다(아르만 수술; Hartmann operation).

1892 프랑스 리옹의 외과의사인 마티유 자불레(Mathieu Jabouley)는 위·창자연결술(gastroenterostomy), 위 · 십이지장연결술(gastroduodenostomy)과 빈창자 십이지장연결술(jejunoduodenostomy)을 시행하였다.

1892 뉴욕의 외과의사인 로버르 T 모리스(Robert T Morris)는 급성충수염 때 가장 심한 압통점을 모리스 점(Morris point)이라고 명명하였다.

1892 요한 미쿨리츠-라데키(Johann Mikulitz-Radecki)는 눈물샘과 침샘의 대칭성 염증을 미쿨리츠 병(Mickulitz disease)이라고 하였다.

1892 천공성 위궤양을 성공적으로 수술한 사람은 독일의 루드비히 호이즈너(Ludwig Heusner)다.

1892 담석에 대한 중요한 초기의 연구는 담석증 크리닉(Klinik der Cholelithiasis)을 발간한 베르나르트 나우닌(Bernard Naunyn)에 의해 수행되었다. 그는 후에 쓸개절개술 경우에 담관에 배액을 옹호하였고, 담관염의 개념을 소개하였다. 1898년에는 당뇨에 대한 magnus opus 대작품(大作品)을 발간하였다.

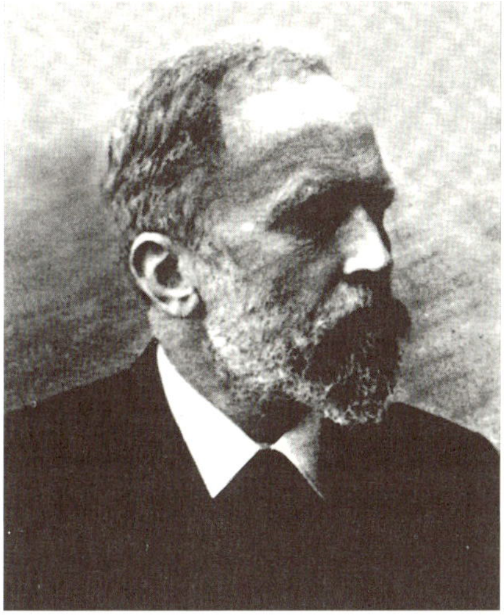

Bernard Naunyn
(1839 - 1925)

1892 세균을 제거하기 위하여 물로 여과하는 방법(method of water filtration)을 독일의 세균학자, 로베르트 코흐(Robert Koch)가 소개하였다.

1892 독일 외과의사, 오스카 T 불로흐(Oscar T Bloch)는 결장암의 2-단계(2-stage) 수술법을 고안하였다.

1892 장문합술을 위한 매듭(button)을 시카고의 외과의사인 존 벤자민 머피(John Benjamin Murphy)가 고안하였다.

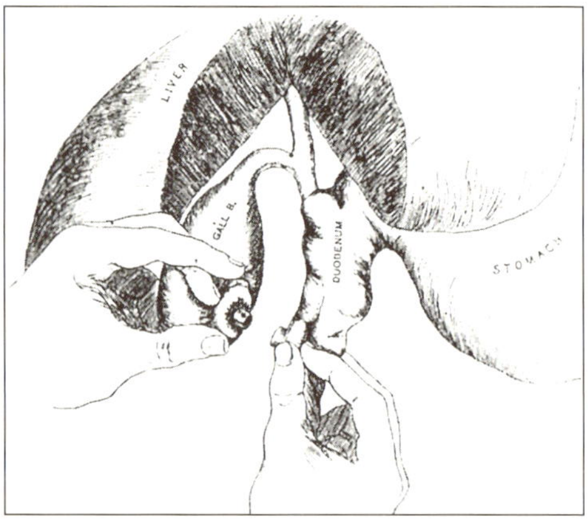

머피의 매듭단추(Murphy button)를 보여주는 그림

1893 독일 외과의사인 베른하르트 MCL 리에델(Bernhard MCL Riedel)은 간의 우측 부엽(accessory lobe; Riedel lobe; 리델 엽)을 기술하였을 뿐 아니라 또한 충수염에 대한 외과적 치료의 선구자이기도 하다.

1893 위궤양의 수술은 영국의 하스팅 기포드(Hasting Gifford)에 의하여 성공적으로 시행되었다.

1893 런던의 신경학자인 의사, 헨리 헤드(Henry Head)경은 내장기관과 관련된 감각신경의 유래된 피부영역을 지도로 작성(mapping)하였다.

1893 독일의 내과의사, 하인리히 쿠인케(Heinrich Quincke)는 대장 아메바인 *Entameba coli*와 적리 아메바인 *Entameba histolytica*를 감별하였다.

1893 비엔나의 외과의사, 루돌프 프란크(Rudolf Frank)는 위의 한 부분을 위창냄술(gastrotomy)로 흉곽벽을 끌어내어 튜브를 넣어서 유통을 유지시켰다.

1893 뉴욕의 외과의사, 로버트 아베(Robert Abbe)는 식도협착을 확장시키는 방법을 고안하여 장을 봉합하는데 창자실(catgut; 특정 동물, 특히 양이나 젖소의 점막하층의 아교섬유로 만들어진 흡수되는 수술용 실)을 소개하였다.

1894 영국의 뉴캐슬에서 일했던 제임스 러더포드 모리선(James Rutherford Morison)은 1925년에 "복부와 골반수술(Abdominal and Pelvic Surgery)"을 발간하였고 담석의 외과적 치료법의 선도적 역할을 하였다.

1894 토머스 피츠휴(Thomas Fitzhugh) 출생. 그는 미국의 내과의사 아터 H 커티스(Arthur H Curtis)와 임질성 복막염으로 인한 우측 상부 복부통이 생긴 것을 기술하였다. 즉 피츠휴-커티스(Fitzhugh-Curtis)증후군이다.

1895 십이지장 내의 복막의 오목한 공간(Poisson fossa)은 프랑스 해부학자 프랑시스 푸아송(Francis Poisson)이 묘사하였다.

1895 진단적 간생검은 이탈리아의 외과의사 루이지 루카텔로(Luigi Lucatello)가 처음으로 시행하였다.

1895 처음으로 발족된 국립소화기학 학회와 처음 발간된 소화기학회지(*Archiv für Vendaungkrankheiten*)는 독일 베를린의 이스마르 보아스(Ismar Boas)가 만들었다. 그는 자신을 소화기학에 헌신한 최초의 내과의사이다.

1895 영국의 의사인 프랭크 폴(Frank Paul)은 장수술에 유리로 만든 배액 튜브를 사용하였다.

1896 독일 내과의사, 볼프 베헤르(Wolf Becher)는 기니피그(guinea pig, 속칭 모르모트)의 위에 방사선적인 윤곽을 납으로 된 조영제를 사용하였다.

1896 랑뒤-오슬러-웨버 증후군(Randu-Osler-Weber syndrome), 즉 얼굴의 다발성 모세혈관 확장 병변과 상부위장관 출혈 경향의 특징을 가진 증후군은 프랑스 파리의 앙리 랑뒤(Henri Rendu)에 의하여 기술되었다.

1896 위를 받치는 구조물(위의 뒤쪽 부분의 장기)은 아일랜드의 해부학 교수인 앰브로즈 버밍햄(Ambrose Birmingham)이 기술하였다.

1896 식중독 막대균(*Bacillus botulinus*)은 벨지엄의 세균학자인 에밀 피에르 마리 판 에르멘겐(Emile Pierre Mari van Ermengen)이 기술하였다.

1896 독일의 병리학자인 프리드리히 E 크루켄베르크(Friedrich E Krukenberg)는 양측성 난소암(Krukenberg tumor)을 기술하였고, 이것은 흔히 난소암이 2차적으로 위에 전이된 경우에 쓰인다.

1896 협착성 심장염의 2차적으로 생긴 복수를 동반한 간경변증(Pick 병)은 독일의 프리델 피크(Friedel Pick)에 의하여 처음으로 기술되었다.

1896 프랑스의 피부과학자, 장 F 다레(Jean F Daries)는 심혈관 및 위장관 이상과 연관된 이완성 혹은 확장성 피부를 가진 유전성 피부 질환을 기술하였다.

1897 간과 쓸개 사이에 복막 오목(Jacquemei recess)은 프랑스의 해부학자인 마르셀 쟈크메(Marcel Jacquemei)가 처음으로 기술하였다.

1897 미국 소화기학회(The American Gastroenterlogical Association; AGA)가 창설되었다.

1897 러시아의 내과의사인 니콜라이 쿨치스키(Nicolai Kulchitsky)는 리버퀸(Lieberkühn)이 내면에 있는 장점막 세포에 대하여 기술하였다.

1897 위의 산 분비가 없는 위산 펩신 없음증(achylia)은 F 마르티우스(F Martius)에 의해서 신진대사의 선천적인 오류(inborn error)에 의한 것이라고 생각되었다.

1897 독일의 후두병 학자인 구스타프 킬리안(Gustav Killian)은 후두경을 이용하여 식도에 걸린 이물질, 돼지고기뼈를 제거하였다.

1897 스위스의 외과의사인 칼 B 슐라터(Carl B Schlatter)는 위암 치료에서 전위 절제술(total gastrectomy)을 처음으로 성공시켰다.

1898 일본의 미생물학 학자인 기요시 시가(Kiyoshi *Shiga*)는 세균성 이질의 원인 균인 시가 바실루스(bacierium Shiga)를 발견하였다.

1898 영국의 허버트 에드워드 더람(Herbert Edward Durham)은 식중독 환자에서 살모넬라 타이피무리움(*Salmonella typhimurium*)균을 분리하였다.

1898 프랑크푸르트의 루드비히 렌(Ludwig Rehn)은 흉곽을 통한 수술로 식도에 접근하는 방법을 발전시켰다.

1898 영국의 내과의사, 조시아 러셀(Josiah Russel)은 식도협착 치료에 확장기(expanding dilator)를 처음으로 사용하여 발전시켰다.

1898 영국의 외과의사인 찰스 A 발런스(Sir Charles A Balance)경이 비장 파열 때 왼쪽 결장을 따라 주름 부위에 응고된 피에 의하여 왼쪽 옆구리에 체위를 바꿈에 따른 징후(shifting dullness)를 알 수 있다고 기술하였다.

1898 비엔나의 북수바움(Buxbaum)은 방사선으로 담석을 관찰하였다.

1898 하버드 대학교의 월터 B 캐넌(Walter B Cannon)과 앨버트 모서(Albert Moser)는 위장관 운동을 방사선을 이용하여 연구한 선구자들이다. 1912년 캐넌은 음식이나 이물질을 전방으로 옮기는 효과인 창자근 반사(myenteric reflux) 를 기술하였다.

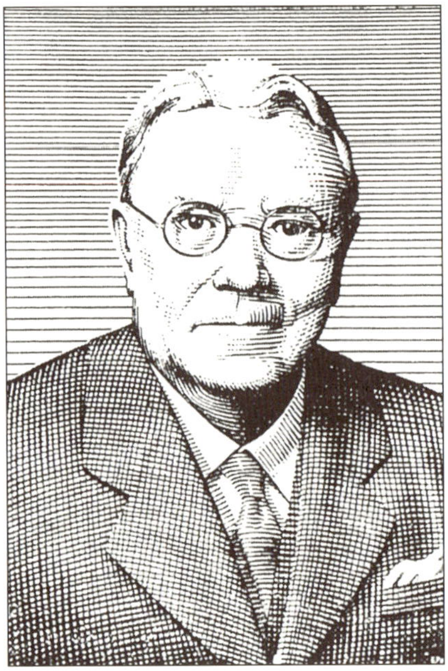

Walter Bradford Cannon
(1871 - 1945)의 얼굴 그림

1898 프라하의 내과의사인 한스 히아리(Hans Chiari)는 간정맥이 혈전으로 막힌 부드-히아리 증후군(Budd-Chiari syndrome)에 관하여 기술하였다.

1899 독일의 화학자, 에밀 피셔(Emil Fischer)는 2개 혹은 그 이상의 아미노산이 필요한 펩타이드에 관하여 연구하였다.

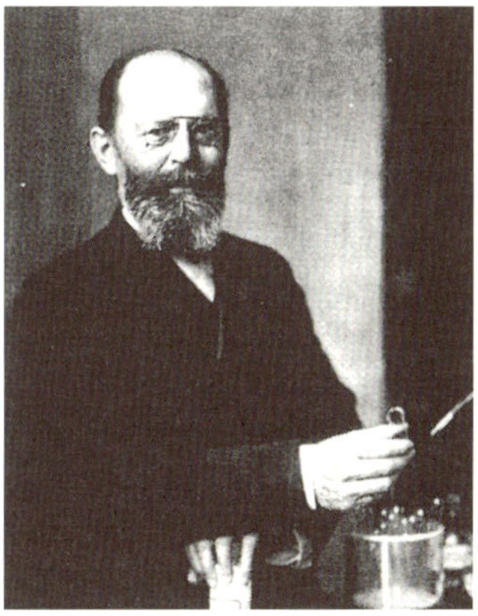

Emil Fischer
(1852 – 1919)

1899 주더 콰스텔(Juda H Quastel)이 출생. 그는 영국의 생화학자로 조현병(schizophrenia) 환자에게 간 기능검사를 하도록 하였다.

1899 프랑스의 해부학자인 피에르 위아르(Pierre Wiart)는 십이지장 패임(Wiart notch)으로 이루어지는 췌장의 인상에 관하여 기술하였다.

1899 영국의 해부학자, 비스카운트 크리스토퍼 애디슨(Viscount Christopher Addison)이 애디슨 유문부를 가로 지르는 면(Addisonian transpyloric plane)에 관하여 기술하였다.

1899 보스턴의 병리학자, 헤이워드 W 쿠싱(Hayward W Cushing)은 장 봉합으로 지속적으로 함입되는 매트리스 모양의 우측각을 소개하였다(Cushing suture).

1900 뉴욕의 미생물학자이며 록펠러 연구소의 초대 소장인 시몬 플렉스너(Simon Flexner)는 이질의 원인 병원체인 시겔라 플렉스네리(*Shigella flexneri*)를 발견하였다.

1900 미국의 유명한 메이요 가족 중의 윌리엄 J 메이요(William J Mayo)는 위 유문부 끝부분의 암에 대하여 부분적 위 절제술(partial gastrectomy)을 시행하였다.

1900 영국의 성 마크 병원(St. Mark's Hospital)의 외과의사, 휴 록카르트-머머리(Sir Hugh Lockhart-Mummery)경은 전기를 이용한 S상 결장 검사를 시행하여 결장염을 해명하였다. 1960년에는 그와, 병리학자 버절 모슨(Basil Morson)은 결장이 국소 창자염을 포함할 수 있다고 확인하였다.

1901 파리의 혈액학자인 니콜라스 A 질베르(Nicolas A Gilbert)는 가족성 용혈성 빈혈(familial congenital hemolytic anemia)인 질베르 병(Gilbert disease)을 기술하였다.

1901 도로시 H 앤더슨(Dorothy H Andersen) 출생. 미국의 소아과 의사 겸 병리학자인 그는 췌장의 낭종성 섬유증(cystic fibrosis; Andersen 증후군)을 기술하였다.

1901 헤르만 제나토르(Hermann Senator) 출생. 베를린의 외과의사였던 그는 복수를 가진 간경변증에서 비장종대와 빈혈을 일으킨 경우, 반티-제나토르 증후군(Banti-Senator syndrome)이라고 기술하였다.

1901 J 슈니츨러(J Schnizler)는 창자 사이막에 혈관성 부전증(mesenteric vascular insufficiency)으로 오는 주기성 복통의 형태를 복부 앙기나(abdominal angina)라고 기술하였다.

1901 영국의 버클리 G 모이니한(Berkeley Moynihan)은 십이지장 궤양 때의 공복통(hunger pain)을 명명하였다.

1902 런던의 생리학자인 윌리엄 M 베일리스(William M Bayliss)와 어네스트 H 스탈링(Ernest H Starling)은 췌장의 중탄산염 분비를 촉진시키는 장점막에서 나오는 물질인 "세크리틴(secretin)"을 얻었다.

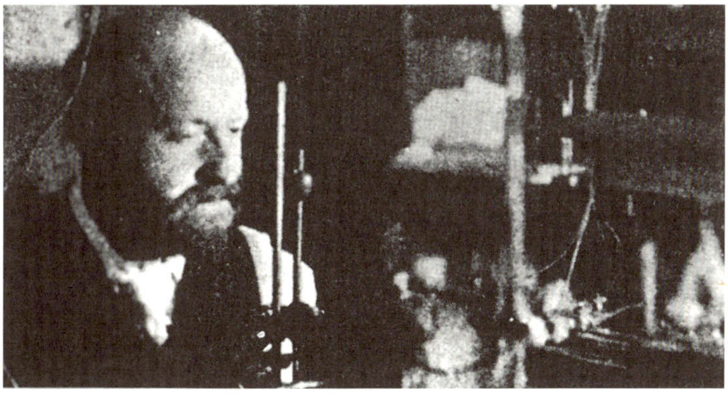

William Maddok Bayliss(1860 - 1924)

1902 베를린의 생리학자, 막스 루브너(Max Rubner)는 칼로리 측정기로 동물의 몸에 사용되는 몸의 신진대사 변화를 측정하였고 음식물의 특이한 역동성 작용을 기술하였다.

1902 뉴욕의 내과의사인 막스 아인혼(Max Einhorn)은 백열광이 구비된 식도경을 사용하였다.

1902 필라델피아의 외과의사, 존 B 디버(John B Deaver)는 장관에 지방이 없는 부위와 혈관의 활로(vascular arcade)와 연관된 부위를 기술하였으며, 우측 직장근육의 막성 구조물을 통하여 충수절제술을 위한 디버 절개(Deaver incision)를 하였다.

1903 미국의 외과의사, 하워드 켈리(Howard Kelly)는 여러가지의 직장 벌리개(specula)를 고안하였다.

1903 독일 외과의사인 한스 케흐르(Hans Kehr)는 간동맥을 묶었다.

1903 볼티모어의 병리학자, 유진 L 오피(Eugene L Opie)는 췌장의 랑거한스 섬(Langerhans islet)에 항당뇨성 물질(antidiabetic substance)이 있다고 시사하였다.

1904 로베르 드고(Robert Degos)가 출생. 프랑스의 피부과 의사로서 치명적인 피부-장 증후군을 기술하였는데, 혈관염으로 인한 피부 구진(papule; 작고 딱딱한 융기)과 위장관의 다발성 경색을 기술하였다(Degos 병).

1904 러시아의 실험생리학자인 이반 P 파블로프 (Ivan P Pavlov)는 소화생리에 대한 노벨상을 수상하였다. 위분비에 대한 신경조절이 관여된다고 하였다. 그는 또한 조건반사에 관하여 연구하였다.

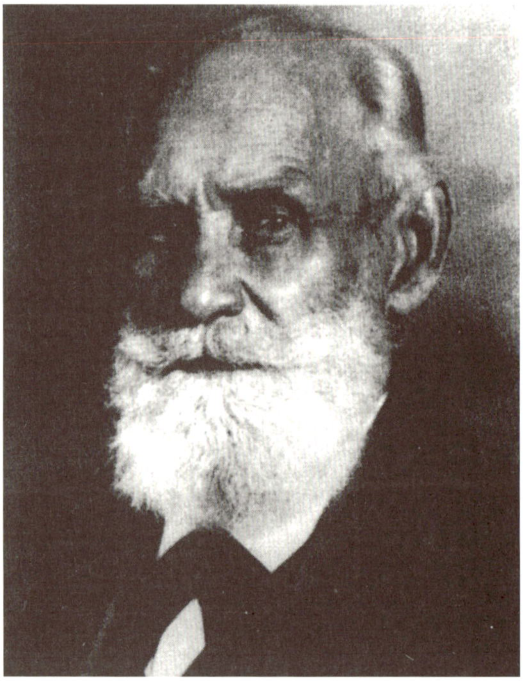

Ivan Pavlov
(1841 – 1936)

1905 영국의 외과의사, 제임스 서런(James Sherren)은 복막염에 합병된 급성 충수염을 보존요법으로 관리할 것을 옹호하였다.

1905 런던의 성 바톨레뮤 병원(St. Bartholomew's Hospital)의 생리학자인 존 S 에드킨(John S Edkin)은 위산 분비를 촉진시키는 위전정부 호르몬인 가스트린(gastrin)을 발견하였다.

1906 담도의 열린 부위 밑에 십이지장에서 옥스너 괄약근(Ochsner sphincter)의 발견은 미국 일리노이주의 외과의사, 알버트 J 옥스너(Albert J Ochsner)가 기술하였다.

1906 스웨덴 출신의 하버드 대학교의 생화학 교수인 오토 K 폴린(Otto K Folin)은 단백질 식이를 투여 후의 혈액 내에 아미노산이 나온다는 것을 보았고 그는 노벨 생리학상을 받았다.

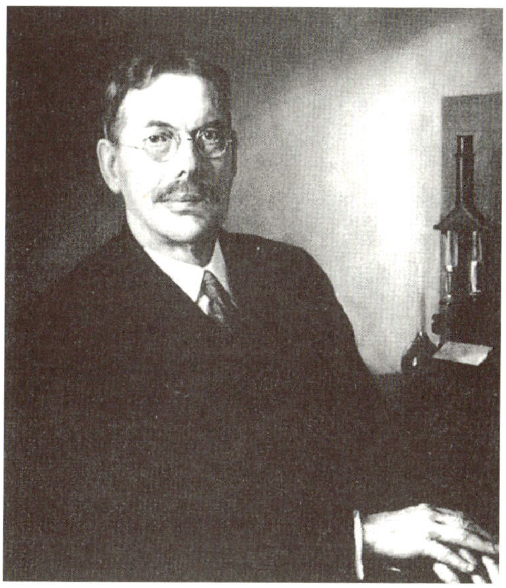

Otto Knutolof Folin
(1867 - 1934)

1906 에른스트 타벨(Ernst Tavel), 스위스의 외과의사로 위창냄 수술(gastrostomy) 방법을 고안하였다.

1906 프레데릭 아서 허스트(헤르츠) (Sir Frederick Arthur Hurst경은 인간의 위장관을 방사선적으로 검사하는데 비스무트(bismuth, 창연; 금속원도; 기호 BI; 번호 83)를 소개하였다.

1906 미국의 외과의사, 제임스 에몬스 브릭스(James Emmons Bricks)는 치골접합부(suprapubic) 전립샘 절제술 후에 일어나는 전립샘 출혈을 치료하기 위하여 팽창이 되는 고무 주머니를 만들었다.

1907 미국의 외과의사, 시발리어 잭슨(Chevalier Jackson)은 내시경술에 대한 책을 썼다.

1907 장의 림프 조직에 지방과 지방산이 퇴적하는 것이 특징인 휘플 병(Whipple disease)은 뉴욕주 로체스터의 내과의사 조지 H 휘플(George H Whipple)에 의하여 “장의 지질성 이양영증(lipodystrophy)”이라고 기재하였다.

1907 아돌프 빈다우스(Adolf Windaus)와 칼 호트(Karl Vogt)는 위산 분비를 촉진시키는 히스타민(histamine)을 처음으로 합성하였다.

1907 S 오벤도르퍼(S Obendorfer)는 장종양증을 기술하기 위하여 “카르시노이드(carcinoid)”라는 용어를 소개하였다

1908 독일 외과의사 프리드리히 호엘커(Friedrich Voelcker)는 복부를 통해 식도암을 절제하였다.

1908 뉴욕의 병리학자인 크리스티언 A 허터(Christian A Herter)는 만성 장감염에 인한 영아증을 기술하였다(Herter infantilism).

1908 독일의 화학자 게오르그 L 추엘처 (Georg L Zuelzer)는 당뇨병 환자에게 췌장 추출물을 피하주사로 처음으로 투여하여 일시적인 회복을 보았다.

1908 스트투가르트(Stuttgart)의 외과의사 프란츠 폰 호프마이스터(Franz von Hofmeister)는 위의 남은 부분(remnant)과 부분적으로 막히고 발브(valve)로 이용될 수 있는 공장을 끝과 끝 문합술로 부분적인 위 절제술을 하는 방법에 대하여 기술하였다.

1908 런던의 외과의사 윌리엄 마일스(William Miles)는 직장암 치료에서 복부–회음부 절제를 고안하였다.

1909 메이요 클리닉(Mayo Clinic)의 윌리엄 맥카시(William C McCarthy)는 위궤양에서 세포 진(cytology)검사를 시행하였다.

1909 엘던 J 가드너 (Eldan J Gardner) 출생. 미국의 유전학자인 그는 결장 용종증과 암 발생의 위험률이 높은 유전성 보통 염색체에 속하는 우성 (dominant)조건에 관하여 기술하였다.

1910 독일 베를린의 아돌프 슈미트(Adolf Schmidt)는 췌장 기능 부전증에서 그 기능을 추정하기 위하여 대변 속의 지방을 측정하였다.

1910 췌장분비는 십이지장 점막과 미주신경 반사에 좌우된다는 것을 러시아의 노벨 수상자인 이반 페트로비치 파블로프(Ivan Petrovich Pavlov)가 시사하였다.

1910 비엔나의 방사선과 의사인 마르틴 하우데크(Martin Haudek)는 조영제가 위 궤양 분화구(crater)를 보여준다고 하였다(Haudek sign).

1910 영국의 버클리 G A 모이니헌(Sir Berkeley G A Moynihan)경은 소화성 궤양에 광대한 연구를 하였고 "십이지장 궤양(*Duodenal Ulcer*)"이라는 기념적인 책자를 발견하였다.

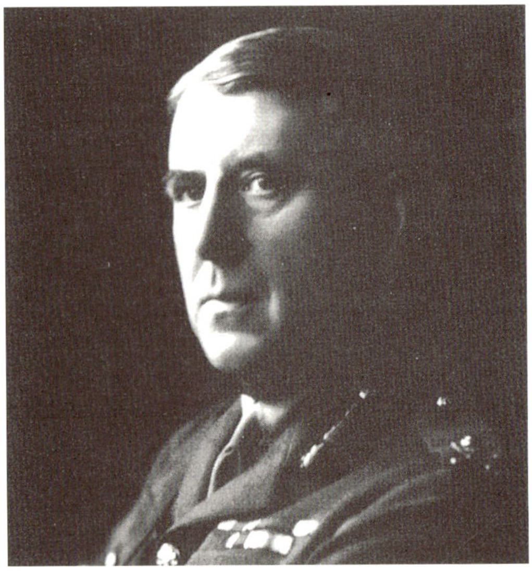

Sir Berkeley George Andrew Moynihan (1865 – 1936)

1910 미국의 병리학자, 프란시스 페이턴 라우스(Francis Peyton Rous)는 간 병리를 연구하여 종양을 일으키는 바이러스를 발견하였다(Rous sarcoma).

1910 라이프치히(Leipzig)의 외과의사, 에르빈 파이르(Erwin Payr)는 결장의 비장 굴곡부를 넘는 복막의 주름(fold)에 관하여 기술하였다(Payr membrane).

1911 에딘버러의 데이빗 PD 윌키(David PD Wilkie)는 십이지장 상방 동맥(Wilkie artery)의 십이지장 궤양에 의한 합병증으로 동일 동맥에 협착이 온 것에 대하여 기술하였다.

1911 튜브로 된 조잡한 위경을 삼켜 넘긴 환자에 대하여 런던의 내과의사인 윌리엄 힐(William Hill)이 기술하였다.

1912 독일 외과의사, 콘라트 람스테트(Conrad Ramstedt)는 선천성 유문협착증을 치료하기 위한 Ramstedt operation을 고안하였다.

1912 프레데릭 가우랜드 홉킨스(Sir Frederic Gowland Hopkins) 경은 영국의 생화학의 아버지라 할 수 있으며 바이타민(vitamin)을 발견하였다.

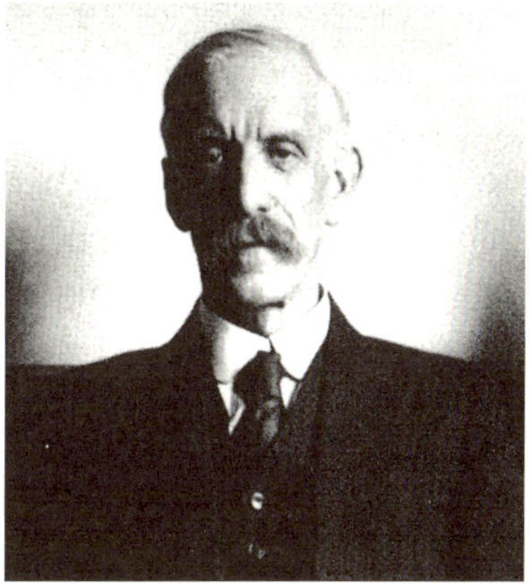

Sir Frederick Gowland Hopkins (1861－1947)

1912 구리(copper)대사의 이상인 윌슨 병(Wilson병)으로 인한 간 렌즈의 핵 변성(Hepatolenticular degenertion)은 영국의 신경과 의사 새무얼 알렉샌더 키너 윌슨(Samuel Alexander Kinner Wilson)에 의하여 기재되었다.

1913 독일 내과의사인 빌헬름 아우구스트 파울 슈프너(Wilhelm August Paul Schuffner)와 헤르만 페르부르트(Herman Vervoort)는 식물 명아줏과(科): *chenopodium*을 십이지장충병(Ancyclostomiasis)에 사용하였다.

1913 라이프치히의 외과의사 아놀드 루드비히 헬러(Arnold Ludwig Heller)는 위 분문부에 식도이완불능증(achalasia)에 심장근육절개술(cardiomyotomy)을 개발하였다.

1913 네덜란드의 내과의사인 알버트 히즈만스 반 더 베르크(Albert Hijmans van der Berg)와 J 스나퍼(J Snapper)는 결합 혈청 빌리루빈과 비결합 혈청 빌리루빈을 측정하였다.

1913 미국의 외과의사 윌리엄 S 할스테드(William S Halsted)는 장의 원형 봉합(circular suture)의 선도자였고, 수술 때에는 반드시 고무장갑을 사용토록 하였다.

1913 독일의 병리학자, 루드비히 아쇼프(Ludwig Aschoff)는 그물내피 계통(reticuloendothelial system), 비장, 간, 골수의 포식세포의 염색 물질(dye stuff)에 반응하는 그물망(framework)에 산재되어 있는 특징적인 세포를 기술하였다.

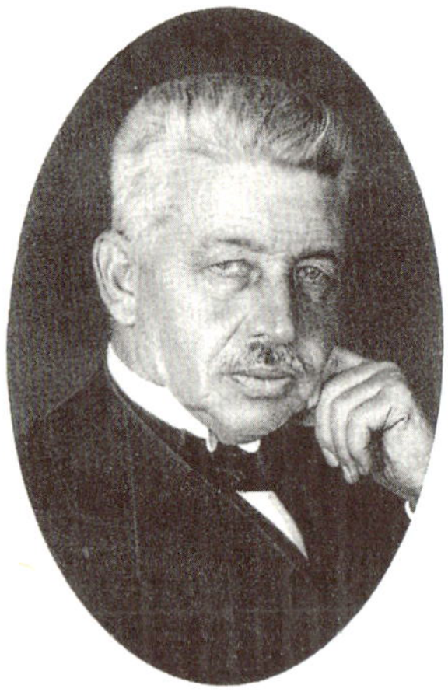

Karl Albert Ludwig Aschoff
(1866 – 1942)

1913 H. M 리치터(H. M Richter)는 선천성 식도협착증의 치료로 식도의 1차성 문합술을 시사하였다.

1913 로제 글레나르(Roger Glenard)는 파리의 내과의사로서 투시영화조영술(cineradiology)로 장 운동을 연구하였다.

1913 뉴욕의 외과의사 프란츠 토렉(Franz Torek)은 암 치료를 위하여 흉부식도를 성공적으로 절제하였다.

1913 더블린의 외과의사, 세턴 S 프링글(Seton S Pringle)은 결장사이막(mesocolon)에서 십이지장·공장 굴곡(duodenojejunal flexure) 까지 연장시키는 복막끈(pringle band)에 대하여 기술하였다.

1914 바리엄 관장(Barium enema)은 결장의 방사선적 진단방법에 소개되었고 결장게실(colon diverticulum)을 인지하는데 더욱 사용되었다.

1914 위에서 배출된 시험 식(test meal)에 대한 소화작용에 관한 연구는 마르틴 에밀 레휴스(Martin Emil Refuse)에 의하여 고안된 위 튜브의 연구로 가능하게 되었다.

1915 그린발트(Greenwald)는 콩팥기능부전(고인산혈증; hyperphosphatemia)이 있는 환자의 혈액에서 인산염이 증가하는 것을 관찰하였다.

1915 시카고의 내과의사, 버트럼 W 시피(Bertram W Sippy)는 소화성궤양 환자에서 산 중화제(Antacid)와 함께 우유식을 자주 투여하는(frequent feeding of milk) 치료법을 보급시켰다.

1916 헨리 H 스콧(Henry H Scott)은 자메이카 구토 병(Jamaican vomiting sickness)의 원인, 혹은 아키 중독(Ackee poisoning; 열대 아메리카 무환자 나뭇과의 교목; 그 식용 열매로 날것으로 먹으면 유독하나 조리하면 먹을 수 있음)을 발견하였다. 그는 *Blighia sapida*라는 나무에서 익지 않은 열매를 섭취하여 생긴다는 것을 알게 되었다.

1916 미국의 생리학자인 엔턴 칼슨(Anton Carlson)은 허기, 배고픔(hunger)에 관한 연구를 하였다.

1918 비엔나의 외과의사인 한스 핀스테어러(Hans Finsterer)는 위·창자 연결술을 한 폴랴–형태(Pólya–type)의 위절제술을 고안하였다.

1919 존스 홉킨스 병원의 윌리엄 H 하웰(William H Howell)은 혈액응고에 필요한 트롬보 플라스틱(thrombo–plastic)물질을 연구하는 동안에 간, 뇌, 심장에서 헤파린을 분리하였다.

1919 메이요 클리닉(Mayo Clinic)의 헨리 S 플러머와 포터 빈슨(Henry S Plummer and Porter Vinson)은 철 결핍성 빈혈을 동반한 상부 식도에 경련으로 연하곤란이 있는 환자에 대하여 기술하였다(Plummer–Vinson syndrome).

1919 미국의 소아과 의사, 존 F 크리글러(John F Crigler) 출생. 그는 같은 병원 소아과 의사인 빅터 A 나잘(Victor A Najjar)과 글루쿠론산과 담즙 결합이 되지 않는 선천성 황달을 기술하였다(Crigler–Najjar syndrome).

1919 영국의 이비인후과 의사인 도널드 패터슨(Donal Patesson)과 A 브라운–켈리(A Brown–Kelly)는 식도 연하불능(esophageal dysphagia), 빈혈과 설염이 연관된다는 것을 보고하였다.

1919 스위스의 내과의사, 루드비히 허쉬펠트(Ludwig Hirschfeld)는 파라장티프스 균 C형(*Bacterium paratyphosum* C)을 분리하였다.

1920 바루 베나세라프(Baruj Benacerraf) 출생. 베네수엘라(Venezuela)태생의 미국 면역학자이며 노벨상 수상자인 그는 질병 세포(diseased cells)와 장기 이식(organ transplantation)에 대비하는 면역반응에 대하여 연구하였다.

1921 영국의 가이병원(Guy's Hospital)의 내과 의사인 존 A 라일(John A Ryle)은 본래의 비위관(nasogastric tube)을 개량하였다. 위 점막에 손상을 줄이는 구멍이 뚫려있는 고무로 전체의 캡슐 첨단에 대는 것을 씌웠다. 1928년에는 과민성 결장 증후군(irritable bowel syndrome), 혹은 경직성 결장(spastic colon)을 기술하였다.

1921 말론 B 호어그랜드(Mahlon B Hoagland) 출생. 보스톤의 생화학자로 암, 간 재생과 성장통제를 연구하였고 후에는 "적응인자 가설(adaptor hypothesis)"을 증명하였다.

1921 푀츠-제거스(Peutz-Jeghers)증후군은 위장관 용종증(gastrointestinal poylposis)과 점막피부 색소증(mucocutaneous pigmentation)이 가족성 보통 염색체 우성 성향(autosomal dominant)으로 인한 것이라는 것을 기술하였는데 네덜란드의 내과의사 욘 푀츠(John Peutz)에 의한 것이다.

1921 앙드레 라타르제(André Latarget)는 리용의 해부학자로서 근위 위 미주 신경을 보존해야만 하는 위전정부 위신경에 관해서 기술하였다

1922 영국 가이 병원 (Guy's Hospital)의 내과의사이며 1937년에 영국 소화기 학회를 창설한 프레데릭 아서 허스트(Sir Frederick Arthur Hurst) 경은 위-소장문합술 후에 오는 "덤핑 증후군(dumping syndrome)"을 기술하였다.

1922 독일의 내과의사인 루돌프 쉰들러(Rudolf Schindler)는 실용적인 위경을 고안하고, 1932년에는 굴곡성 위경(flexible gastrosope)을 만들었다.

1922 보르도의 해부학자인 페르난드 빌만(Fernand Villemin)은 십이지장의 말단부, termination(Villemin 괄약근)에서 괄약성(sphinteric)섬유를 묘사하였다.

1922 캐나다 토론토의 프레데릭 반팅(Frederick Banting)과 찰스 H 베스트(Charles H Best)는 존 제임스 R 막클로드(James R Macleod)의 지도하에 글루코즈(glucose)를 낮추는 췌장 호르몬인 인슐린(insulin)을 처음으로 분리하였다.

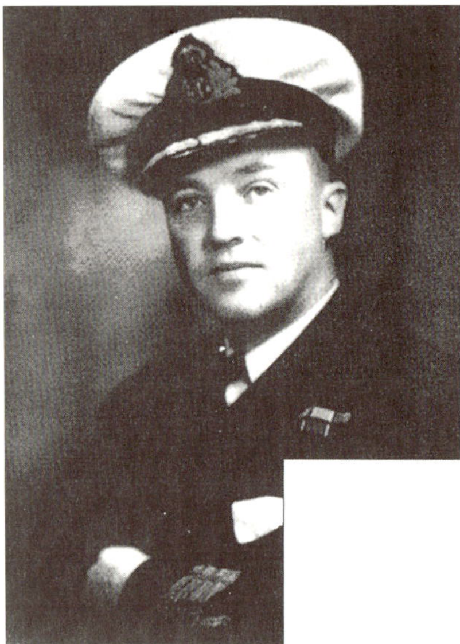

Charles Herbert Best
(1899 – 1978)

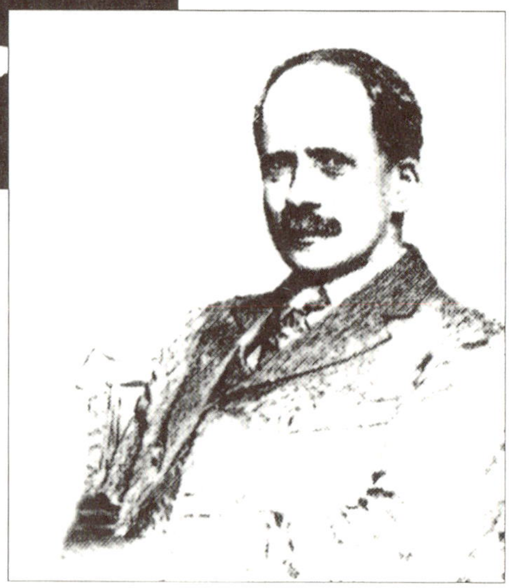

John Macleod
(1870 – 1935)

1923 함부르크의 외과교수인 파울 주데크(Paul Sudeck)는 결장과 상부 직장 동맥 사이의 결장에 혈관이 많이 분포되어 있는 영역(Sudeck critical point; 주데크 한계점)을 기술하였다.

1923 로체스터 대학교의 존 R 멀린(John R Murlin)과 C P 킴볼(C P Kimball)은 혈액내의 당분의 상승 원인이 되는 췌장 호르몬인 글루카곤(glucagon)을 발견하였다.

1923 영국 리즈의 안드류 G B 모이니한(Andrew G B Moynihan)은 전암(precancer) 상태의 만성 위궤양을 기술하였다.

1923 R W 센스타켄(R W Senstaken) 출생. 미국의 외과의사로서 식도정맥류 출혈을 치료하기 위한 공기 등으로 부풀릴 수 있는 풍선(balloon)을 고안하였다(Senstaken tube).

1924 A M 토머스(A M Thomas)는 생후 몇 개월 안 된 초생아의 십이지장궤양을 보고하였다.

1924 미국의 내과의사 샌포드 모리스 로센탈(Sanford Morris Rosenthal)은 간기능 검사인 bromsulphalein test(BSP test)를 발표하였다.

1925 다니엘 알라질(Daniel Alagille) 출생. 프랑스의 소아과 의사로서 소아 때에 신생아 쓸개즙 정체와 연관된 다발성 이상이 소아 때에는 연장되다가 성인이 되면 담도의 소엽 사이 도관에서 정지된다는 것을 기재하였다(Alagille syndrome).

1926 코펜하겐 대학교의 요하네스 A G 피비게르(Johannes A G Fibiger)는 위에 암을 일으키는 설치류(rodent)의 선충(nematode)을 발견하여 노벨상을 받았다.

1927 보스턴의 윌리엄 P 머피(William P Murphy)와 조지 리처드 미노트(George Richards Minot) 및 그 외 공동 연구자들은 악성 빈혈에 경구투여용으로 강력한 간 추출물(liver extract)을 처음으로 만들었다.

1927 독일의 유기화학자, 하인리히 O 비에란트(Heinrich O Wieland)는 지방질의 소화를 도와주는 담즙산에 관한 연구로 노벨 화학상을 받았다.

1928 시카고의 생리학자, 안드류 C 아이비(Andrew C Ivy)와 에리 올드버그(Erie Oldberg)는 산(acid)을 십이지장에 주사로 투입하면 담낭을 수축시키는 물질이 방출되는 것을 보여 주었다. 이 홀몬이 후에 "콜레시토키닌(cholecystokinin)" 이라고 명명되었다.

1929 위산펩신없음증(achylia gastrica, 무산증)과 악성빈혈의 연관성에 대하여 하버드 대학교의 윌리엄 B 캐슬(William B Castle)이 처음으로 기술하였고 또한 그는 간 추출물의 사용을 소개하였다.

1929 구토 후에 식도 하부와 위 분문부의 점막이 찢어져서 토혈이 온다는 것을 인식한 사람은 보스턴의 병리학자인 케네스 G 말로리(Kenneth G Mallory)와 미국의 내과의사, 소우머 와이즈(Soma Weiss)였다.

1929 세인트 루이스의 외과의사, 에버츠 A 그레이엄(Evarts A Graham)과 워렌 헨리 콜(Warren Henry Cole)은 염소화(chlorinated)하고 브롬화(brominated)한 펜놀프탈레인(phenolphthalein, BSP)을 사용하며 간에서 배출이 가능토록 하여 담낭의 영상을 눈으로 관찰할 수 있었다.

1930 T 코사카(T Kosaka)와 로버트 림(Robert Lim)은 위액분비를 억제하는 장 홀몬(enterogastrone)을 제시하였다.

1930 존스 홉킨스 병원의 줄리아 맥켄지와 코스모 맥켄지(Julia and Cosmo Mackenzie)는 세균 무리(bacterial flora)의 장내 억제를 실험하는 중에 티오유리아(thiourea)의 항갑상샘성(antithyroid properties)이 있다는 것을 증명하였다.

1932 하버드 의대 소아외과 의사인 윌리엄 E 래드(William E Ladd)는 장폐쇄의 원인이 되는 지속성 복막밴드(Ladd의 십이지장을 지나는 끈)를 기술하였다.

1932 오웬 H 왕겐스틴(Owen H Wangensteen)은 미네소타의 외과의사로 장폐쇄를 치료하기 위하여 콧속을 지나는 긴 카테터(catheter, 도관)를 통하여 흡인하는 기술을 창안하였다.

1932 뮨헨의 내과의사 루돌프 쉰들러(Rudolf Schindler)와 미국의 게오르그 볼프(Georg Wolf)는 연성 굴곡성(軟性屈曲性, flexible gastrscope) 위경을 개발하였다.

1932 소화관 효소 트립신의 결정형의 모형은 뉴욕의 생화학자인 존 H 노스롭(John H Northrop)이 만들었다.

1932 뇌 병변이 있는 환자의 식도에서 볼 수 있는 병변에 관련하여 이것을 "식도염(esophagitis)"이라고 처음 명명한 것은 미국의 신경외과 의사인 하비 W 쿠싱(Harvey W Cushing)이다.

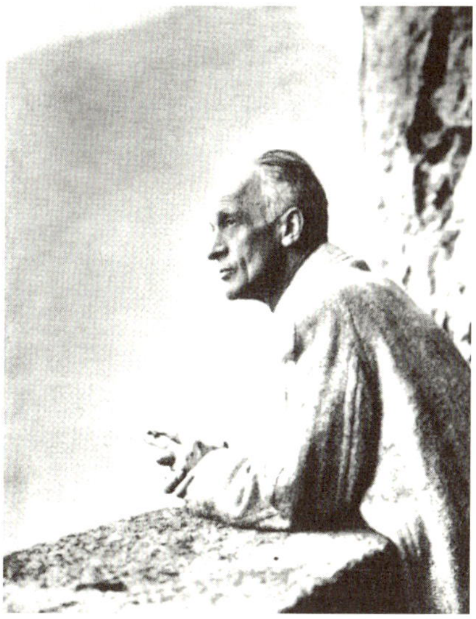

Harvey Williams Cushing
(1869 - 1939)

1932 미네소타 로체스터의 메이요 클리닉(Mayo Clinic) 방사선과 의사인 체사레 지안투루코(Cesare Gianturco)는 월터 C 알바레스(Walter C Alvarez)와 함께 위장관 연구에서 영화 촬영술(cinematography)을 사용한 선구자였다.

1932 런던의 세인트 마크 병원(St. Mark's Hospital)에 병리학자인 커스버트 듀크스(Cuthbert Dukes)는 직장암의 분류를 제안하였다(Dukes classification).

1932 국소 창자염(Crohn 병)은 뉴욕 마운트 사이나이 병원(Mount Sinai Hospital)의 3명의 의사, 버릴 B 크론(Burril B Crohn)과 레온 긴즈버그(Leon Ginzburg)및 고든 오펜하이머(Gordon Oppenheimer)가 기술하였다.

1933 비 당뇨환자에서 인슐린 반응(reaction)과 유사한 증상이 있는 경우 비정상적으로(unnormally) 혈액 당분이 감소하는 상태를 보이는 기능성인 고인슐린(functional hyperinsulinism)증이 나타나는 것을 미국의 시일 해리스(Seele Harris)가 처음으로 기술하였다.

1933 핀랜드의 내과의사, 에리 A 폰 빌레브란트(Erie A von Willebrand)는 정상적인 혈소판을 가진 위장간에서 출혈이 있고 출혈이 높은 특징을 보이는 선전성 출혈성 병(von Willebrand disease)을 기술하였다.

1934 스웨덴의 생리학자 구나 오그렌(Gunar Ågren)은 홀몬 분비물을 결정체로 만들었다.

1934 에이나 메우렝라시트(Einar Meulengracht)는 코펜하겐의 내과의사로 위장출혈 환자에게 조기에 식사(early feeding)를 주는 치료를 하였다.

1934 영국 뉴캐슬의 외과의사, 조지 터너(George Turner)는 흉곽을 통한 식도절제술에 성공하였다. 1920년에는 그레이-터너 소견(Grey–Turner sign)을 기술하였는데 급성 췌장염이 생긴 후 2–3일에 갈비뼈와 골반 사이의 뒤면과 옆면 피부에 변색이 온 것을 기술하였다.

1934 뉴욕의 소화학과 의사인 존 칸터(John Kantor)는 국소성 장염(regional ileitis(Crohn병) 환자를 바리엄 식이(barium meal)로 방사선적 연구를 하는 중에 종말 회장(terminal ileum)의 긴축으로 생긴 string sign(좁은 분절 소견)을 기술하였다.

1934 존 A 카니(John A Carney) 출생. 아일랜드의 약사 겸 내과의사인 그는 위 상피 평활근육종, 폐 연골종과 기능성 부신외 부신 경질종(extra–adrenal paraganglioma)인 카니(Carney)의 3 증후(Carney triad)를 기술하였다.

1934 조세프 반크로프트(Joseph Bancroft)는 내장의 비축된 혈액 수용능력을 추정하여 간 20%, 비장 16%, 피부 10%라고 하였다.

1934 미국의 내과의사, 토머스 밀러(Thomas Miller)와 윌리엄 애보트(William Abbott)는 장 폐쇄를 치료하기 위해서 내강(lumen)이 2개가 있는 배액관을 고안하였다.

1934 펩신의 X선 광선 산란 사진(diffraction photography)은 아일랜드의 결정학자(crystallographer)인 존 D 버날(John D Bernal)이 처음으로 만들었다.

1935 혈액응고 시간을 측정하는 Quick test, 항 응고물 측정 모니터, 심한 간 질환과 바이타민 K 결핍증은 미국의 내과의사인 아먼드 J 퀵(Armand J Quick)과 그의 동료들이 고안하였다.

1935 국제소화기학회(The International Society of Gastroenterology)가 부뤼셀에서 처음으로 개최되었다.

1935 스위스의 내과의사인 마네즈 카르타게너(Manes Kartagener)는 기관지 확장증, 부비동(sinus)의 발육부전, 내장 전위(transposition of the viscera)를 포함한 유전성 장애인 Kartagener 증후군을 기술하였다.

1935 H 칼크(H Kalk)는 넓은 각을 가진 렌즈를 이용하여 복강경적 간 생검을 하였다.

1935 막스 레오나드 로젠하임(Max Leonard Rosenheim)은 뇨로감염 치료에 mandelic acid 를 사용하였다.

1936 영국에서 위경검사는 런던의 외과의사인 해롤드 W 로저스(Harold W Rogers)와 해롤드 에드워드(Harold Edward)의 두 사람에 의하여 시행되었다.

1937 시카고의 외과의사 알렉산더 브런쉬위그(Alexander Brunschwig)는 췌장암 환자에게 췌장 두부와 십이지장의 절제를 포함하는 췌. 십이지장 절제술(pancreatoduodenectomy)을 처음으로 시행하였다.

1937 영국의 노벨상 수장자인 생화학자 한스 A 크렙스 (Sir Hans A Krebs) 경은 간 조각(slice)과 오르니틴(ornithine)과 시트릌린(citrulline)의 염기성 아미노산 촉매제의 존재 하에 요소(urea)에서 나온 암모니아와 이산화탄소에서의 요소 사이클(urea cycle)을 기술하였다.

1938 몬트리올의 내과의사인 시몬 카나라(Simon Kanara)는 에드킨(Edkin)의 gastrin발견을 확인하였다.

1938 뉴욕의 내과의사인 프랭클린 H 행거 2세(Franklin M Hanger Jr.)는 간 기능을 위해서 세팔린 콜레스테롤–솜털친전 검사(cephalin–cholesterol flocculation test)를 하였다.

1938 런던의 가이 병원(Guy's Hospital)의 아더 더스웨이트(Arthur Douthwate)와 고던 린토트(Gordon Lintott)는 위점막에 미치는 아스피린의 영향을 위경검사로 관찰했다.

1939 N 로건 레빈(N Logan Levin)과 윌리엄 E 라드(William E Ladd)는 소아외과의 해부학적 지표를 만들었는데 그들은 2개월된 초생아를 살리기 위하여 식도 폐쇄를 다단계 수술을 시행하였다.

1939 A 뢰세르(A Loeser)와 파울 울리히(Paul Ulrich)는 전립샘 암 치료에 테스토스테론을 사용하였다.

1940 조세프 L 골드스타인(Joseph L Goldstein) 출생. 미국의 분자생물학자인 그는 가족성 고콜레스테롤 혈증을 연구하였고 이를 동반한 간 질환 환자에서 저밀도 지방단백 콜레스테롤의 계열에서 빠져 있는 수용체(missing receptor)를 제시하였다.

1941 스웨덴의 나나 스발츠(Nana Svartz)는 내과 교수로 궤양성 결장염 환자에게 설파살라진(sulfasalazine)을 사용하였다.

1941 엘리 마샬(Eli Marshall)은 미국의 약리학자로 세균성 이질 치료에 설파구아니딘(sulfaguanidine)을 소개하였다.

1942 식도절제술과 동시에 문합술을 처음으로 시행한 사람은 런던 가이 병원의 러셀 C 브록(Russel C Brock)이다.

1943 뉴욕의 생리학자인 스튜어트 울프(Stewart Wolff)와 해롤드 G 울프(Harold G Wolff)는 "위 누관 환자인 톰(Tom)에 관한 인간과 위의 실험적 연구(*An Experimental Study of a Man and his Stomach*)"를 저술하였다.

1943 맨체스터의 생리학자인 A 하퍼롤트 러퍼(A Harperault Raper)는 소장에서 콜레시스토키닌(cholecystokinin, CCK)을 분리하였고 췌장 효소의 분비를 촉진시킨다는 것을 발견하였다.

1943 시카고의 외과의사인 레스터 R 드라그스테트(Lester R Dragstedt)는 십이지장궤양 치료에 bilateral truncal supradiaphragmatic vagotomy(양측성 몸통내 미주신경절제)와 gastrojejunostomy(위공장문합술)을 시행하였다.

1944 런던의 화학병리학자인 노엘 맥클러간(Noel Maclagan)은 간기능검사에 혈청 콜로이드 금과 타이몰 혼탁검사(thymol turbidity)를 시행하였다.

1945 A M 페인(A M Payne)은 아메바성 이질이 있는 경증의 간염 환자(아메바성 간염)를 보고하였다.

1945 영국의 버논 톰슨(Vernon Thompson)은 식도 하부에 생긴 암 치료에 절제와 식도·위연결술을 처음으로 성공시켰다.

1946 미국의 산부인과 의사인 커티스 멘델슨(Curtis L Mendelson)은 분만 시에 전신 마취 상태에서 위 내용물을 흡인하였다(Mendelson 증후군).

1946 스위스의 소아과 의사인 기도 판코니(Guido Fanconi)는 췌장의 낭성 섬유증(cystic fibrosis)을 기술하였다.

1946 영국의 외과의사, 아이보 루이스(Ivor Lewis)는 식도 중부에 있는 암에 절제법을 기술하였다.

1947 런던의 R H 프랭클린(R H Franklin)은 영국에서 2명의 기관지-식도 열공 환자에서 처음으로 성공적인 수술을 하였다.

1948 직장학(proctology)에서 관용적으로 사용하는 직장생검(rectal biopsy)은 영국의 외과의사인 윌리엄 바홀 가브리엘(William Bahall Gabriel)에 의하여 확립되었다.

1948 카메론 헤이트(Cameron Haight)는 식도내상 폐쇄가 없는 경우인 선천성 기관지 식도 누공(흉곽 내 식도, within the thoracic esophagus) 환자여서 처음으로 수술이 성공하였다.

1948 뉴욕의 외과의사 찰스 G 차일드(Charles G Child)는 십이지장 암에서 외부적으로 췌장액의 분비를 보존시키는 1단계의 췌, 십이지장 절제술에 관하여 기술하였다(Child 수기).

1948 영국의 생화학자들인 에드워드 리켓(Edward Ricket)와 레스터 스미스(Lester Smith)는 각기 독립적으로 바이타민 A의 1일 요구량과 바이타민 B_{12}의 분리에 관하여 연구하였다.

1950 네덜란드의 소아과의사, 빌렘 디케(Willem Dicke)는 밀 글루텐(wheat gluten)이 독성 인자로 만성 소화장애증(celiac disease)을 일으키는데 영향이 된다고 하였으며 이를 제거하면 질병이 완쾌된다고 하였다.

1950 뉴욕의 생물 물리학자, 로살린 얄로우(Rosalin Yalow)와 솔로몬 버슨(Solomon Berson)은 혈액에 홀몬과 효소 같은 생물학적으로 활성 물질을 측정하기 위하여 방사선 면역측정법(radioimmunoassay, RIA)을 개발하였다. 그들은 이 방법으로 1970년 가스트린을 측정하였다.

1950 오스트렐리아의 외과의사 노먼 R 바렛(Norman R Barrett)은 식도염으로 인하여 식도점막이 원주세포 상피로 전환(transformation)되는 것을 처음으로 기술하였다. 바렛 식도(Barett esophagus)라고 알려져 있다.

1950 V E 네구스(V E Negus)는 인두 게실(pharyngeal diverticula)을 치료하기 위하여 정수력학 주머니(hydrostatic bag)를 개발하였다(Negus bag).

1951 영국 리즈(Leeds)의 외과의사, 필립 앨리슨(Philip Allison)은 식도의 열공 탈장(hiatus hernia)과 역류성 식도염 환자 204명을 기술하였고 그 중 33예를 수술하였다.

1951 영국의 생화학자이며 노벨상 수상자인 프레데릭 생거(Frederick Sanger)는 인슐린의 단백 고리(protein chain)가운데 아미노산 연쇄 순서를 이끌어냈다.

1952 H 킹(H King)과 H B 슈마커(H B Schumacker)는 초생아에서 비장 절제 후에 전격성 감염에 감수성이 예민하다는 것을 제시하였다.

1952 버밍엄의 외과의사인 바이런 브로얼(Byron Broall)은 그의 환자에게 시행한 회장 절개 수술(ileostomy)을 기술하였다.

1953 글라스고우의 안드류 케이(Sir Andrew Kay)경은 확대 증폭 히스타민 시험(augmental histamine test)으로 최대의 위산 분비량(maximum gastric acid output) 측정을 소개하였다.

1953 M 시몬센(M Simonsen)은 이식 의학(transplantation medicine)에서 이식에 대비한 숙주 반응(host reaction)의 개념을 새롭게 제창하였다.

1953 영국의 내과의사 제임스 F 릴리(James F Rilley)와 조프리 B 웨스트(Geoffrey B West)는 동물의 결합조직 속에 있는 세포로 만성 염증에서의 증식 조직 속에 많아서 비만 세포(mast cell)로 불리우는 과정에 헤파린 방출의 유의한 기원이 된다는 것을 기술하였다.

1954 실라 셜록(Shiella Serlock)은 간 전문학자로 문정맥–전신성 뇌병증(portal systemic encephalopathy)을 명료하게 밝혔다.

1954 런던 왕립대학의 물리학자인 해롤드 홉킨스(Harold Hopkins)의 N S 카포니(N S Kapony)는 굴곡성 연성경(flexible fiberscopy)을 제작하였다.

1954 영국의 내과의사 존 폴리(John Paulley)는 특발성 지방 낭종증에서 조직학적 창자병증(enteropathy)을 제시하였다.

1954 색소 침착이 있는 간을 가진 만성 간헐성 황달의 한 형태(Dubin–Johnson 증후군)는 미국의 병리학자 이시도어 N 듀빈(Isidore N Dubin)과 프랭크 B 존슨(Frank B Johnson)이 기술하였다.

1955 소의 췌장 리본핵산 분해효소의 아미노산 구성성분은 시카고 생화학자인 스탠포드 무어(Stanford Moore)와 윌리엄 하워드 스타인(William Howard Stein)에 의하여 결정되었다.

1955 졸링거–엘리슨 증후군(Zollinger–Ellison syndrome; 췌장의 비인슐린 분비 섬 세포와 연관된 위산 과분비 증후군)은 오하이오의 외과의사인 로버트 졸링거(Rogert Zollinger)와 에드윈 엘리슨(Edwin Ellison)에 의하여 기재되었다. 1960년에 로드 그레가리(Rod Gregary)와 주다 트래시(Juda Tracy)가 가스트린이라는 홀몬에 의한 이 같은 것을 보여 주었다.

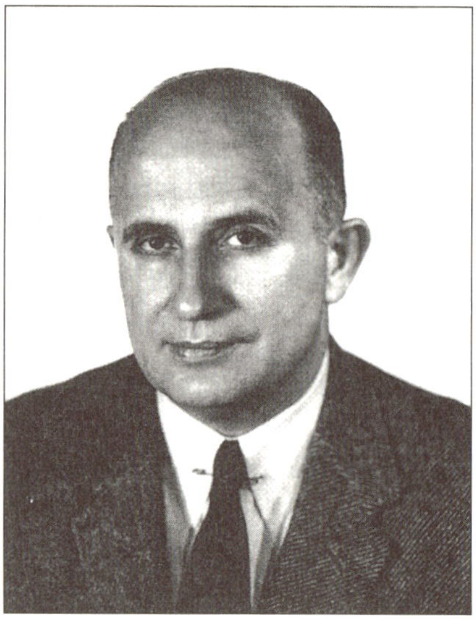

Robert Milton Zollinger
(1903 – 1992)

1955 위장용종증(gastrointestinal polyposis)과 탈모증(alopecia), 손발톱(nail), 피부의 변화(skin change)를 포함한 외배엽 변화(ectodermal change)의 특징을 크론크하이트–캐나다 증후군(Cronkhite–Canada syndrome)이라고 하며 이는 레오너드 W 크론크하이트(Leonard W Cronkhite)와 윌마 J 캐나다(Wilma J Canada)에 의하여 기술되었다.

1955 옥스포드의 시드니 트루러브(Sydney Truelove)와 레슬리 위츠(Leslie Witts)는 궤양성 결장염에서 코티손(cortisone)의 효과를 보여주었다.

1955 십이지장 생검 튜브(duodenal biopsy tube)는 아르헨티나의 M 로제르(M Roger)가 개발하였고, 1956년에는 이와 별도로 런던의 소화기내과 의사인 마고트 슬러너(Margot Sluner)가 만들었다.

1956 M 샤이너(M Shiner)는 생검 캡슐(biopsy capsule)을 경구적 소장 내시경 생검(peroral small intestinal biopsy)에 사용하여 이를 기술하였다.

1957 미국의 소화기학자인 배실 허쇼위츠(Basil Hirshowitz)는 섬유광학 위경(fiberoptic gastroscope)을 처음으로 만들었다.

1958 미국의 생화학 및 유전학자인 조지 웰스 비들(George Wells Beadle)과 조수아 레더버그(Joshua Lederberg) 및 에드워드 로리 태텀(Laurie Tatum)은 생화학적 단계에서 유전자 역할(role of genes)을 연구하여 노벨 생리학상을 받았다.

1958 L M 번하임(L M Bernheim)과 L A 베이커(L A Baker)는 식도성 통증과 협심증 동통을 감별하기 위한 산 점적 시험(Acid Perfurion Test; Bernheim test)을 고안하였다.

1958 R. 버튜 (R. Virtue)와 K W 페인(K W Payne)은 할로탄(halothane) 마취 후에 생긴 광범위한 간 괴사를 보고하였다.

1958 지브 증후군(Zieve syndrome; 황달, 고지혈증, 지방간과 알코올 섭취로 인한 용혈성 빈혈)은 미국의 생리학자인 레슬리 지브(Leslie Zieve)가 기술하였다.

1958 런던의 Central Middlesex Hospital의 리차드 돌(Sir Richard Doll)경과 프란시스 에버리 존스(Sir Francis Avery Jones)경은 침상안정을 늘리는 것, 궐련 피우기를 유예하는 것과 위 궤양의 치유를 임상시험으로 비교 제시하였다.

1959 여러가지 질환 후에 위장점막을 통해서 단백질 소실로 인한 저단백질혈증(단백질 소실장증, protein-losing enteropathy)은 로버트 S 고든(Robert S Gordon)에 의하여 보고되었다.

1959 스톡홀름의 카로린스카 연구소(Karolinska Institute)의 J E 요르페스(J E Jorpes)와 빅토르 무트(Victor Mutt)는 순화시킨 cholecystokinin과 pancreozymin(CCK-P_2)을 정맥주사하여 담낭이 수축되고 소화효소의 췌장액 방출을 촉진시켰다.

1960 에든버러의 소화기학자 윌프레 카드(Wilfred Card)와 아이적 막스(Isaac Marks)는 위벽세포와 최대 위산 분비와의 관계를 기술하였다.

1960 케임브리지의 내과의사인 존 월쉬(John Walshe)는 월슨 병(Wilson disease)을 페니실린으로 성공적인 치료를 하였다.

1962 보스턴의 내과의사인 앨런 리드(Alan Read)와 그의 동료들은 림프종이 만성 소화장애증(celiac disease)의 합병증이라고 하였다.

1962 영국의 소화기학자 키이스 B 테일러(Keith B Taylor)와 그의 동료들은 위벽세포 항체(gastric parietal cell antibodies)는 악성 빈혈 환자의 거의 80%에서 볼 수 있다고 하였다.

1963 남아프리카 출생의 물리학자인 앨던 맥클레오드 코마크(Allan Macleod Cormack)는 생물학적으로 물렁조직의 방사선적 영상을 얻기 위한 수학 원리를 개발하였으며 연성 조직(soft tissue)의 생활력을 실험적으로 확인하였다. 그는 또한 X선적 영상을 통합하여 연성 조직을 통해서 절편(slice)의 그림을 만들 수 있었다.

1964 바러치 블럼버그(Baruch Blumberg)는 오스트레일리아 항원(Australia antigen)과 바이러스 간염과의 연관성을 제시하였다.

1964 굴곡성 섬유광학 식도경(flexible fiberoptic esophagoscope)은 P A 로프레스티(P A Lopresti)와 A M 힐미(A M Hilmi)가 기술하였다.

1965 F 애버리 존스(F Avery Jones)는 위궤양 치료제로 카비녹솔론(carbinoxolone; 감초 성분)을 소개하였다.

1965 S O 프리드먼(S O Freedman)과 P 골드(P Gold)는 면역학적 및 흡수 기법을 이용하여 사람의 결장암에 종양-특이항원(tumor-specific antigen)이 있다는 것을 보여주었다.

1965 리처드 돌(Sir Richard Doll)경은 글라이시리진(glycyrrhizin; 감초) 유도체인 카베녹솔론(carbenoxlone)이 위궤양의 치유율을 증가시킨다고 하였다.

1966 런던의 Middlesex Hospital의 외과의사 애드리언 마스턴(Adrian Marston)은 허혈성 결장염(ischemic colitis)의 특징을 기술하였다.

1966 런던 Middlesex Hospital의 데보러 도니아치(Deborah Doniach)는 미토콘드리아 항체(mitochondrial antibodies)가 원발성 담즙성 경변증(primary biliary cirrhosis)환자의 98%, 잠재성 경변증(cryptogenic cirrhosis)의 31%, 활동성 만성 간염(active chronic hepatitis)의 28%에서 나타났다고 기술하였다.

1967 W D 켈리(W D Kelly)와 그의 동료들은 당뇨성 콩팥 병변 환자에서 콩팥을 따라서 췌장과 십이지장의 동종 이식(allotransplantation)을 시행하였다.

1968 슈크랄페이트(sucralfate)는 위궤양 치료제로 소개되었다.

1968 영국 리즈의 존 골리거(John Goligher)와 그의 동료들은 십이지장 궤양의 선택적 수술에 대한 대조 시험의 5-8년 간의 결과를 보고하였다.

1969 미국의 생화학자인 바러치 새무얼 블럼버그(Baruch Samuel Blumberg)는 간염 예방 주사를 소개하였다.

1970 뉴욕의 생물 물리학자인 로살린드 얄로우(Rosalind Yallow)와 내과 의사인 솔로몬 버슨(Solomon Berson)은 가스트린을 방사면역측정법으로 측정하였다. 그들은 노벨상을 받았다.

1970 코펜하겐의 에릭 암드루프(Erik Amdrup)와 리즈의 데이비드 존스턴(David Johnston)은 고위 선택적(근위 부위) 미주신경절단술을 소개하였다.

1971 런던의 외과의사, 닐 데인터(Neil Dainter)와 데니스 버킷(Denis Burkitt)은 게실성 질환은 섬유가 부족한 식이(diet)에 의한 것이라고 제기하였다.

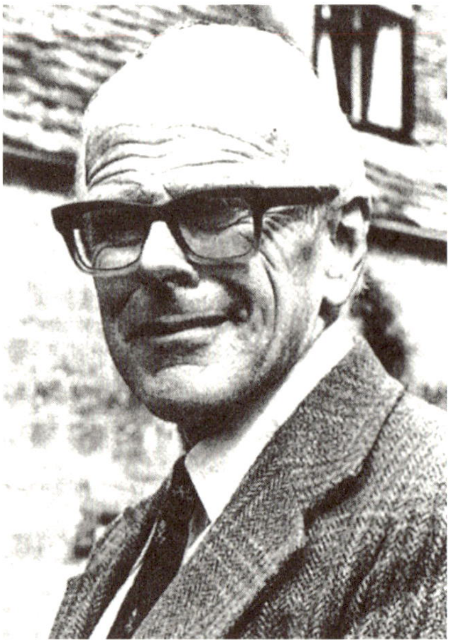

Denis Parron Burkitt
(1911 – 1993)

1972 메이요 클리닉의 내과의사인 앨런 호프만(Alan Hofmann)은 경구적 투여용 chenodeoxycholic acid와 지방 흡수와 콜레스테롤 배설을 도와주는 1차성 담즙 산을 주어 담석을 용해시켰다.

1972 제임스 블랙(Sir James Black)경과 그의 동료들은 위벽세포의 히스타민 H^2 수용체(H^2 receptor)를 규정하고 위산 분비를 억제하는 H^2 길항제(H^2 antagonist)를 합성하여 위와 십이지장 궤양의 치유를 증가시켰다.

1973 런던의 햄머스미스 병원(Hammersmith Hospital)의 내분비학자, 스테펜 블룸(Stephen Bloom)과 소직학 학자인 줄리아 폴락(Julia Polak)과 안토니 피어스(Anthony Pearse)는 종양에서 혈관작용 장 펩티드(vasoactive intestinal peptide; VIP)의 과량 분비에 의한 설사, 저칼리혈증-무산증(watery-diarrhea ㅍhypokalemia-achlorhydria(WDHA 증후군)을 보여주었다.

1974 벨기에 출생의 미국 생물학자인 알버트 클로드(Albert Claude)는 영국 출생의 벨기에 생화학자, 크리스찬 르네 뒤 뒤브(Christian Rene du Duve)와 루마니아의 세포 생물학자인 게오르게 에밀 팔라데(George Emil Palade)는 세포의 구조와 생화학에 관한 연구로 노벨 생리의학상을 받았다.

1976 만성 소화장애증(celiac disease)에서 악성 질환의 위험성이 높다는 것을 G K 홈즈(G K Holmes)와 그의 동료들이 기술하였다.

1976 미국의 생화학자, 바러치 새무얼 블럼버그(Baruch Samuel Blumberg)와 미국의 바이러스 학자 대니얼 칼튼 가저세크(Daniel Carleton Gajdusek)는 B형 간염의 뇌막병변 바이러스(hepatitis B encephalopathy viruses)에 관한 연구로 노벨 생리의학상을 받았다.

1976 로스엔젤레스의 조지 삭스(George Sachs)와 생물과학 동료들은 위 플라스마 내막에 전기를 일으키지 않는(non–electrogenic)펌프를 기술하였다. ATPase 는 위 내면에 양자 펌프(proton pump)가 염산을 생출한다. 따라서 이것은 후에 imprazol과 같은 양자 펌프를 억제하는 proton pump inhibitor의 생산이 가능하게 되었고 거의 모든 소화성 궤양과 역류성 식도염을 치료하기 위한 강력한 분비억제제가 되었다.

1977 영국 우스터의 병리학자인 M 스키로우(M Skirrow)는 급성 설사의 주요 원인이 되는 *Campylobacter jejuni*를 증명하였다.

1977 살아있는 제공자(donor)가 미네소타 대학교에서 췌장이식에 처음으로 이용되었다.

1978 광학물리학자인 해럴드 홉킨스(Harald Hopkins)는 현대의 비뇨기과에서 사용하는 내시경에 관한 연구에서 라이츠 방광경(Leitz cystoscope)에 관하여 저술하였다.

1978 런던의 병리학자인 애슐리 오리스(Ashley Oris)와 그의 동료들은 위막장염(거짓막 창자염; pseudo–membranous colitis)이 클로스트리듐 디피실레(*Clostridium difficile*)에 의하여 생길 수 있다는 것을 보여주었다.

1980 만체스터의 데이빗 A 로빈슨(David A Robinson)은 장 질환의 원인으로 캄필로박터 제주니(*Campylobacter jejuni*)를 확인하였다.

1980 국제 췌장이식 등록소(International Pancreas Transplantation Registry)가 창설되었다.

1983 복강경(laparoscope)을 이용한 담낭적출술이 처음으로 시행되었다.

1983 오스트렐리아의 퍼스(Perth)에 조직병리학자인 존 워렌(John Warren)과 소화기내과 의사인 베리 J 마샬(Barry J Marshall)은 활동성 위염과 대부분의 소화성 궤양의 원인으로 캄필로박터 파일로리(*Campylobacter pylori*)라는 세균을 증명하였다. 이 세균을 박멸함으로써 위, 십이지장 궤양과 위염을 치유할 수 있게 되었다. 현재는 이 세균의 이름이 헤리코박터 파일로리(*H. Pylori*)로 바뀌었다.

1984 B형 간염의 항원과 간세포 암과의 연관성을 뉴욕 혈액센터의 알프레드 M 프린스(Alfred M Prince)가 관찰하였다.

1985 A형 간염에 대한 알파 인터페론(Alpha interferon)이 시험관 실험에서 A형 간염에 대한 활성도가 있다는 것을 A 볼브락트(A Vallbracht)가 보여주었다

1987 알파글리아딘(Alpha gliadin)의 항체 수준은 만성 소화장애증의 혈청 검사로 C 오파렐리(C O'Farrelly)와 동료들에 의하여 소개되었다.

1987 J H 후프너글(J H Foofnagle)과 그의 동료들은 알파 인터페론이 만성 C형간염 혹은 비–A, 비–B 간염(non–A, non–B hepatitis)의 치료제로 사용하였다.

1990 50예의 난치성 소화성 궤양에 관한 연구는 그 치료에 있어서 항생제의 효과가 "*The Lancet*"학술지에 발표되었다.

1992 미국의 생화학자들인 에드먼드 헨리 피셔(Edmond Henri Fischer)와 에드윈 거하드 크레브스(Edwin Gerhard Krebs)는 아데닐산(adenyl acid)에 의하여 글리코겐 인산화효소 활성화에 인산화–비인산화의 역할을 연구하여 노벨 생리의학상을 받았다.

1993 유럽 위 연구회(Eurogast Study Group)는 위암의 ⅔가 헬리코박터 파일로리(*Helicobacter pylori*)가 연관되어 있다고 규정했다.

1999 뉴욕, 록펠러대학교의 균터 블로벨(Günter Blobel)은 단백질이 운반과 세포속에 모이게 하는 일을 하는 내인적인 신호를 가지고 있다는 것을 발견하여 노벨 생리의학상을 받았다. 이 연구는 낭성 섬유증(cystic fibrosis), 혹은 고옥살산뇨증(hyperoxaluria)과 같은 많은 유전질환의 분자기전과 면역체제의 기능을 우리가 이해하는데 도움을 준다.

■ 역자소개

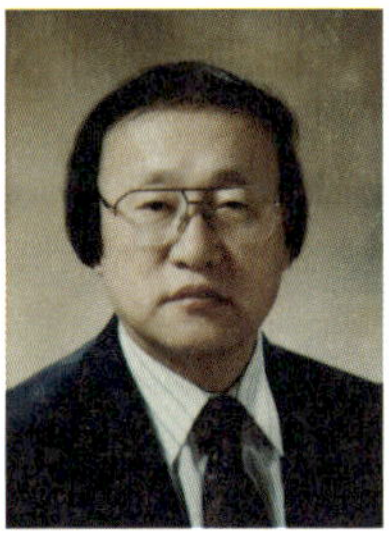

박 인 서 의학박사
In Suh Park, MD, PhD, AGAF

약력 및 경력

- 연세대 의대 졸업 및 의학박사
- 1970 ~ 2002년 연세대 의대 소화기내과 교수
- 연세대 소화기병연구소 초대소장
- 연세대학교 명예교수(현재)

- 대한소화기학회장
- 대한소화기내시경학회장
- 대한 헬리코박터 파일로리 연구회장
- 대한소화관운동학회장
- 세계소화기학회(OMGE, WOG)연구위원회부위원장겸, 아 · 태지역대표
- 미국소화기학회 Fellow(AGAF)
- 독일뮌헨공대부속병원 초청교수
- 대한민국 의학한림원 종신 정회원

저서 및 역서

- 힘을 내라(Paul Dudley White 의학박사의 삶과 철학), 윌리엄 오슬러경 생애와 의학, 알기 쉬운 위장병, 위염, 근거중심의 소화기병학, 소화기내시경학, 위산연관질환의 진단과 치료 등의 저서, 공저, 역서 18권

의학논문

- H. pylroi infection in Korean등의 의학학술논문 486편